AF620120

L'HYDROTHÉRAPIE

JUSTIFIÉE ET VULGARISÉE.

RENNES. — IMPRIMERIE DE CH. CATEL ET Cie,
rue du Champ-Jacquet, 25.

L'HYDROTHÉRAPIE

JUSTIFIÉE ET VULGARISÉE

HISTORIQUE DE CETTE MÉTHODE

Depuis les temps antiques jusqu'à nos jours.

LES ÉTABLISSEMENTS D'HYDROTHÉRAPIE DE **RENNES** ET DU **CROISIC**

Et leurs succès,

Par un Converti à l'eau froide,

HABITUÉ DE L'ÉTABLISSEMENT HYDROTHÉRAPIQUE DE RENNES.

OUVRAGE APPROUVÉ PAR

M. LE DOCTEUR LOUIS FLEURY,

Médecin de l'Empereur,
Professeur agrégé à la Faculté de Médecine de Paris, fondateur de l'établissement Hydrothérapique de Bellevue, près Paris,
Actuellement médecin des Eaux et de l'Établissement Hydrothérapique de Schwalheim (Hesse-Électorale).

Ceux qui ont pris quelques douches froides rient d'en avoir eu peur et s'en font un jeu.

De loin c'est quelque chose et de près ce n'est rien

L'homme est de glace aux vérités,
Il est de feu pour le mensonge.

(La Fontaine.)

RENNES

VERDIER, LIBRAIRE-ÉDITEUR,
rue Motte-Fablet, 5.

1863

A Messieurs les Médecins de Rennes.

MESSIEURS,

Veuillez me permettre de placer cet opuscule sous votre égide à tous. J'ose espérer que cette demande ne vous semblera pas indiscrète, puisque mon ouvrage a déjà reçu l'approbation flatteuse de plusieurs d'entre vous, outre celle de votre collègue M. le docteur Fleury.

J'offre aussi l'expression particulière de mon respect et de ma reconnaissance à Messieurs les Professeurs et Médecins dont j'ai suivi les leçons et reçu les conseils, et qui ont bien voulu m'encourager, par leurs sympathies, à publier cet ouvrage.

L'AUTEUR.

L'auteur de ce livre a reçu la lettre suivante de M. le docteur Louis Fleury, avec l'autorisation de la publier :

MONSIEUR,

Vous avez bien voulu attacher quelque prix à mon suffrage, et, en soumettant votre manuscrit à mon appréciation, vous me demandez de vous exprimer en toute franchise ce que j'en pense.

Je pense, Monsieur, que vous êtes animé des intentions les plus louables et que votre œuvre ne trahira point vos intentions. Je l'ai lue avec le plus grand soin et je n'y ai fait qu'un très-petit nombre de légères modifications.

Vous avez résolu un problème difficile : écrire pour les gens du monde à la satisfaction des hommes de science.

Votre exposition est parfaitement lucide. Elle est concise et à la portée de tous. Elle proclame les véritables principes de l'Hydrothérapie rationnelle et scientifique.

Enfin votre ouvrage ne peut que rendre service aux malades, satisfaire les médecins, et convaincre tous ceux qui ne sont point dominés par le parti pris.

Pour mon compte personnel, je vous remercie, Monsieur, de la part si large que vous avez faite à mes travaux, et je serai heureux de coopérer ainsi au bien que vous vous proposez et que vous réaliserez par votre publication.

Agréez l'assurance de mes sentiments dévoués,

Dr Louis FLEURY.

Schwalbeim (Hesse-Électorale), 10 juin 1862.

SOMMAIRE.

1. Introduction.

But et raison d'être de ce livre. — Quand et comment il a été fait.

2. Le Bain Russe.

Sa description. — Les peureux. — Premiers cas de guérison observés par l'auteur. — La fontaine de Jouvence.

3. M. le docteur Fleury.

Ses travaux et son livre sur l'Hydrothérapie.

4. Quelques Faits et Notions préliminaires

Relatifs à l'eau froide, au point de vue de son emploi pour la santé, et du rôle de l'eau dans le corps humain.

5. Historique de l'Hydrothérapie :

Ou emploi hygiénique et médical de l'eau froide, et autres agents hydrothérapiques depuis la plus haute antiquité jusqu'à nos jours.

6. Rennes et le Croisic.

Description des établissements d'Hydrothérapie de ces deux villes. — Quelques détails sur une soixantaine de cas particuliers de guérison; l'état et le traitement des malades.

7. Théorie.

Santé. — Action vitale. — Principales fonctions organiques. — Les vaisseaux capillaires. — Le sang et la circulation. — Les nerfs et l'innervation. — Effet des applications d'*eau froide* sur la circulation et l'innervation. — Deux principes fondamentaux. — Effets de la *chaleur* et de la *sueur*. — Effets de ces trois agents employés ensemble. — Dix médications distinctes. — Résumés. — Incompétence de l'Hydrothérapie.

8. Pratique.

Agents. — Eau froide excitante. — Eau froide calmante. — Bains de mer. — Eau froide en boisson. — La chaleur. — La sueur. — L'exercice. — Le régime. — L'air. — Observations.

9. Effets curatifs.

Maladies que l'Hydrothérapie ne peut guérir. — Maladies que l'Hydrothérapie peut guérir ou soulager. — Expériences de plusieurs médecins. — Observations. — Expériences et Mémoires de Percy, chirurgien militaire sous la République et l'Empire.

10. HYGIÈNE.

Le mal : ses causes. — Le bien : l'excitation. — Le tempérament lymphatique. — Les enfants et les douches. — L'Hydrothérapie hygiénique. — Son application particulière aux femmes. — Emplois divers de l'Hydrothérapie pour conserver la santé et dissiper de légères indispositions. — Motifs pour aller prendre des douches dans les établissements spéciaux.

11. RÉSUMÉ.

Et l'Hydrothérapie à la campagne.

12. CONCLUSION.

La peur et les préjugés dissipés par l'expérience. — Principe fondamental. — Dernière réflexion.

I.

INTRODUCTION.

L'Hydrothérapie est à peine connue du public. Elle inspire généralement de l'effroi, et ne jouit que d'une très-faible estime parmi ceux qui en ont quelque idée. Beaucoup de personnes éclairées s'empressent même de la condamner sans savoir au juste en quoi elle consiste.

Vous tous, auxquels les applications d'eau froide inspirent tant de défiance et de répulsion, veuillez au moins faire un bon accueil à ce petit livre. Il a été écrit à votre intention spéciale pour dissiper vos erreurs sur l'Hydrothérapie, et, en même temps, la répugnance qu'elle vous cause. — Puissé-je, dans l'intérêt de votre santé, ce bien qu'on dit le plus précieux de tous, vous convertir comme moi à l'eau froide, par les exemples et les enseignements que je vais vous présenter.

Pendant toute une année, à partir de novembre 1860, je suis resté atteint dans toutes les articulations, mais surtout aux genoux, d'une extrême sensibilité qui me rendait presque invalide. — J'avais employé sans aucun succès la plupart des remèdes ordinaires, et je restais obstinément rebelle aux conseils d'un ami qui me recommandait avec instance les douches froides et la sueur, c'est-à-dire l'*Hydrothérapie*. — Je savais cependant qu'il avait promptement réussi, par ce procédé, à se guérir d'un mal du même genre que le mien et bien plus invétéré : — mais, comme tant d'autres, je puis même presque dire comme tout le monde, j'avais peur des douches froides..... je leur attribuais une impression première terrible et une action prochaine très-dangereuse : j'avais le tort de juger l'Hydrothérapie avec mes seules préventions et sans la connaître. — Enfin, l'ordonnance d un des médecins de Rennes les plus estimés me décida à franchir le Rubicon, et je pris des bains russes à l'établissement hydrothérapique de cette ville. — En trois semaines, béquilles, voiture et canne me sont devenues inutiles, et, grâce à la continuation de ce traitement, je n'ai pas tardé à reprendre la force qui me manquait encore.

En fréquentant l'établissement de Rennes, j'ai vu beaucoup de malades s'y guérir, et j'ai observé leurs progrès; j'ai recueilli les souvenirs du *baigneur*, dont j'aimais à consulter sans cesse la longue expérience; enfin j'ai étudié avec un très-vif intérêt des ouvrages spéciaux sur l'Hydrothérapie, — et surtout celui de M. le docteur Fleury, qui est devenu classique, — ouvrages fort curieux, grâce aux faits émouvants et précis dont ils abondent.

Voilà comment j'ai été conduit à écrire ce petit Traité d'Hydrothérapie, sans songer d'abord le moins du monde à l'offrir au public. Ce qui m'y a décidé, c'est avant tout l'approbation si flatteuse de M. le docteur Fleury, qui a conquis une autorité souveraine en cette matière dans le monde médical; — puis le désir de communiquer *ma découverte* au public, lequel connaît à peine l'existence même de l'Hydrothérapie et se défie toujours des nouveautés, — je devais aussi à l'eau froide un tribut de reconnaissance, car elle m'a promptement délivré d'un état fort pénible et qui semblait interminable; — enfin j'ai cru fort utile de répandre, s'il se peut, quelques notions sur une aussi précieuse méthode.

L'Hydrothérapie, en effet, a le double avantage de conserver la santé et de guérir, par les moyens les plus simples et les moins coûteux. Elle dissipe ou soulage une foule de maux désolants, qui semblaient incurables, et il lui arrive souvent de faire des heureux avec une promptitude merveilleuse. Elle possède aussi la plus grande influence sur le tempérament : appliquée aux enfants et aux jeunes gens, elle fonde en eux les assises d'une bonne constitution, et leur fait un besoin de ses excellentes pratiques, avec lesquelles ils restent familiarisés pour la vie.

Il serait donc très-heureux que l'Hydrothérapie réussît à être fort connue en France, qu'elle y fût surtout bien comprise et bien appréciée, et qu'elle entrât promptement dans nos habitudes, à l'imitation des peuples du Nord de l'Europe, très-avancés sous ce rapport. — Mais deux obstacles principaux s'y opposent :

Le premier, c'est qu'aujourd'hui encore les douches froides ne sont guère en France qu'un épouvantail; le plus généralement elles y semblent plutôt une pratique homicide qu'un procédé bienfaisant; et l'Hydrothérapie n'est employée chez nous qu'à la dernière extrémité, après qu'on a épuisé inutilement tous les moyens ordinaires... tandis qu'elle guérit si vite et si bien une foule de maladies, quand on l'applique *dès leur début!*

Le second obstacle, c'est que les ouvrages d'Hydrothérapie sont d'un prix élevé, et que les moindres d'entre eux en disent encore trop pour le public, sans contenir cependant tout ce qu'il serait bon de lui faire savoir.

J'ai donc entrepris d'apporter mon grain de sable à l'édifice du progrès, en cherchant à détromper mes anciens confrères *les Hydrophobes;* et pour essayer d'y parvenir, je leur offre ce petit livre, que je me suis efforcé de rendre clair et substantiel, sans trop de sécheresse.

Le seul mérite auquel je puisse aspirer ici est celui de l'*exposition* : je me borne à raconter ce que j'ai ressenti, vu et puisé *à la source même*, en y ajoutant le résumé de quelques études, et je ne prétends nullement rien écrire qui puisse être nouveau pour Messieurs les Médecins.

2.

LE BAIN RUSSE.

J'ai vu des militaires intrépides prendre un air d'effroi à la seule description du bain russe! — L'idée de *recevoir une pluie froide, nus et en pleine sueur*, les faisait frissonner : et pourtant ils avaient reçu sans pâlir la pluie de feu des batailles, en Afrique, en Crimée et ailleurs encore! — J'en ai vu battre en retraite au moment de recevoir la douche, et y revenir plusieurs fois avant de l'affronter.

Si des militaires se comportent ainsi en présence de l'eau froide, que faut-il attendre des autres?

Tous s'accordent à regarder l'Hydrothérapie comme un remède extrême, où l'on joue quitte ou double, et bon tout au plus dans les situations désespérées.

Ce n'est là cependant qu'une prévention très-fausse, qui étonne et fait sourire les personnes tant soit peu habituées aux douches. Pour le plus grand nombre, le bain russe devient vite un plaisir et même un besoin. — Si des milliers de personnes, hommes forts, hommes faibles, enfants, vieillards, jeunes filles, femmes âgées, etc., ont été, *ruisselants de sueur*, *inondés d'eau froide*, et si cela se fait tous les jours encore, non-seulement sans nuire, mais encore avec un grand profit pour la santé, il faut bien en conclure que l'Hydrothérapie est une excellente chose.

Voici, du reste, une fidèle description du bain russe pris à l'établissement hydrothérapique de Rennes :

Vous allez, ou bien on vous porte, boulevard du Champ-Dolent, n° 12. Après avoir traversé un joli jardin, puis un petit salon d'attente, vous entrez dans un cabinet confortable et bien chauffé. Là, vous quittez tous vos vêtements. Quand vous êtes réduit à votre expression la plus simple, vous passez par un couloir, également chaud, dans un second cabinet, où déjà se précipitent en bruissant des flots de vapeur aromatique. Asseyez-vous sur ce large banc percé de trous et couvert d'un drap, et ne craignez rien de cet épais brouillard qui s'amoncelle autour de vous. Bientôt vous ne voyez plus rien, qu'un nuage de vapeur, au milieu duquel vous disparaissez vous-même... N'ayez pas peur, tout va bien : aspirez tranquillement cette vapeur épaisse; si vous êtes un peu gêné de la tête, mouillez-la *légèrement* avec de l'eau fraîche, en commençant par le visage; vous avez sous la main une cuvette pleine et une éponge. Si vous voulez respirer plus à l'aise, mettez devant votre bouche l'éponge bien exprimée : l'air se rafraîchira en la traversant. Mais on s'y habitue bien vite : puis le baigneur (ou la baigneuse suivant votre sexe), vous visite à chaque instant avec sollicitude : vous êtes en sûreté entre ses mains; son expérience est si grande! Enfin vous pouvez toujours arrêter ou modérer la vapeur, comme il vous plaît.

Bientôt le thermomètre arrive à 35° degrés centigrades environ : vous êtes depuis un quart d'heure dans cette singulière position; tout votre corps ruisselle, et vous vous demandez comment cela va finir. — Voici le plus beau moment! Le second acte va commencer; le baigneur rentre pour vous donner la douche..... Vous l'entendez sans le voir, tant la vapeur est épaisse! Il s'approche et vous coiffe d'un large bonnet noir imperméable et mouillé. Laissez-vous faire; c'est Esculape en tablier bleu qui vient vous donner la main pour vous conduire à la fontaine de Jouvence. Appuyez-vous sur cette barre de cuivre et raidissez-vous légèrement en arrêtant un peu votre respiration, comme pour résister à un choc... Bon! voilà le torrent de pluie qui vous frappe sur le dos et vous inonde..... C'est le moment de vous distinguer! La première impression est vive : on est quelque peu saisi, anxieux, haletant. Mais bah! qu'est-ce que cela auprès d'un mal de dents, d'une visite importune, d'un vésicatoire, d'une saignée, du mal de mer et autres? Puis pensez à la multitude de femmes, d'enfants et de vieillards qui, avant vous, ont passé là deux fois par jour, sans sourciller, pendant des mois. Enfin on a de l'amour-propre ou on n'en a pas! Donc frottez-vous bravement le plus possible le corps et les membres, en recevant cette pluie bienfaisante. Le baigneur est là près de vous, il vous observe et sait à quel moment fermer le robinet. — La première fois vous êtes délivré au bout d'une demi-minute (et même encore plus tôt, suivant le degré de votre sensibilité). Voyez comme votre peau s'est rosée et comme votre sang circule avec vitesse et liberté! Ne sentez-vous pas déjà partout un délicieux bien-être? — Mais un instant! Il y a un troisième acte : la douche en jet vous attend. Je ne vous cacherai pas qu'au début ce n'est guère plus agréable que la douche en pluie; mais vous n'aurez pas l'indigne faiblesse de rester en si beau chemin : allons! recevez-la sans broncher; et, pour faire meilleure contenance, retenez un peu votre respiration de temps en temps, surtout quand la gerbe liquide vous fouette la poitrine et les épaules. — Là! c'est fait! Dieu! que vous êtes à votre aise et d'une belle couleur! Otez le bonnet noir et aidez le baigneur à vous essuyer avec des éponges : puis endossez ce peignoir à manches qu'il vous présente. Enfin recevez sur la tête une serviette pour achever votre costume de fantôme, et regagnez votre cabinet au pas accéléré. Essuyez-vous là vigoureusement et longuement, avec la serviette et le peignoir, pendant que le baigneur vous frotte le dos. — Vous voilà sec et de la teinte la plus vermeille. Bravo! c'est la réaction qui s'opère; c'est le sang qui reprend ses droits. Il dégage vos organes profonds, plus ou moins congestionnés, et vient baigner le fin réseau superficiel de vos artères, où il porte avec lui la chaleur, l'excitation vitale, la nutrition et les belles teintes de la santé. — Aussi quelle satisfaction vous éprouvez! quelle sensation universelle d'aisance, de douce chaleur et de souplesse! — Il ne vous reste plus qu'à aider et prolonger *la réaction* le plus possible, soit en marchant au grand air, avec ou sans béquilles, soit par un exercice quelconque, général ou partiel, soit en vous faisant frictionner, ou masser, si vous êtes tout à fait invalide, afin, dans tous les cas, d'éviter un refroidissement trop prompt, car la douche *réchauffe* merveilleusement; aussi j'appellerais volontiers l'Hydrothérapie *un calorifere à eau froide.*

Le traitement complet est de deux séances par jour. — On vous fait suer et on vous douche plus ou moins, suivant les cas et selon l'habitude que vous en avez déjà.

Je ne vous cacherai pas que, lors de mon début hydrothérapique, j'ai été assez lâche pour fuir deux fois les caresses de la douche en pluie, et qu'il a fallu un double appel du bon M. Azan (le baigneur) pour me faire sentir ma dignité d'homme. J'ai aussi faiblement goûté le charme de la douche en jet. Mais vous serez plus brave que moi du premier coup! Puis, que je me suis vite aguerri! Aussi, obligé d'abord de venir et de m'en retourner en voiture, au bout de quelques séances je me contentais d'une béquille, et vers le quinzième jour une canne me suffisait. Enfin, j'ai bientôt fait l'école buissonnière pour aller et revenir, en faisant un grand tour. Or, depuis un an, j'étais privé de locomotion, très-gêné dans tous mes mouvements, et toujours glacé, aux articulations surtout; mes genoux, mes mains et mes pieds ne pouvaient supporter la pression des vêtements et le poids des couvertures; je ne savais où les mettre ni quelle position leur donner; — tout cela s'est empressé de disparaître de jour en jour, et j'ai pu, au bout de quelques semaines, reprendre presque toutes mes habitudes. Enfin, j'ai retrouvé sous l'eau froide toute ma voix, longtemps éteinte et encore mal raffermie.

Je me suis trouvé à l'établissement hydrothérapique de Rennes avec plusieurs malades qui suivaient aussi le traitement. J'ai vu de mes yeux, ou appris de source positive, que le plus généralement tous se guérissaient ou obtenaient un soulagement très-marqué, et que le succès était toujours *en raison de la persévérance.* — Pour le moment, je me bornerai à rapporter ici les premiers faits dont j'ai été témoin :

1° Un capitaine marin de Saint-Malo est venu courbé en trois sur le côté par une sciatique. Il a d'abord souffert du traitement; puis, au bout de vingt-cinq jours, il a pu faire des promenades d'une heure.

2° Mlle H...., du même pays, âgée de dix-huit ans, était condamnée depuis dix mois à une immobilité presque universelle, avec les yeux à peu près constamment fermés. Il ne lui restait guère que la vie végétative et la sensibilité. Au bout de trois semaines de traitement, je l'ai vue courir dans le jardin.

3° Le sieur Morin, charpentier à Betton, a été apporté en voiture à demi-pétrifié par un rhumatisme goutteux universel. Quinze jours après, il est allé *à pied* à Betton, en est revenu de même le lendemain matin, et a fait devant moi l'exercice du trapèze quatre fois de suite sans toucher terre. Je l'ai vu aussi courir dans le jardin.

J'ajouterai un fait qui me concerne : — Peu après mon début hydrothérapique, je fus atteint chez moi d'un fort rhume dans un intervalle entre deux douches. (J'avais le tort de ne pas en prendre tous les jours, par appréhension.) Je crus devoir garder la maison, pour me guérir de ce rhume, avant de reprendre les douches. Le baigneur, qui en fut informé, m'assura que les douches guérissaient fort bien les rhumes : j'eus confiance en lui; et en effet, ayant continué le traitement *quand même*, avec plus d'assiduité, mon rhume fut guéri en trois jours. Chaque bain russe me procurait un soulagement immédiat (1).

Si vous voulez plus de détails et de faits, recueillis par vous-même, allez à l'établissement : on vous nommera ceux des *guéris* qui ne s'en cachent pas, et c'est la grande majorité. Ils seront charmés de vous raconter leurs anciens malheurs et leur bonne fortune *hydrothérapique*. Alors vous serez édifié complètement, et vous reconnaîtrez comme moi qu'un établissement d'Hydrothérapie est une vraie fontaine de Jouvence.

(1) Je crois devoir ajouter, pour plus d'édification, que je suis *très-frileux, très-impressionnable*, et que j'ai *le sang très-porté à la tête*. — Pardonnez moi, ô lecteur, si je me mets *en scène*, mais il s'agit de vous instruire et de vous convaincre. Or la fin justifie les moyens. Je m'offre donc à vous comme *sujet* de démonstration. Mon expérience et mon témoignage *personnels* auront peut-être quelque valeur à vos yeux.

3.

M. LE DOCTEUR FLEURY.

Le mérite d'avoir le mieux fait connaître la puissance et les principes de l'Hydrothérapie appartient à *M. le docteur Louis Fleury*, *médecin de l'Empereur*, *professeur agrégé à la Faculté de Médecine de Paris et fondateur de l'établissement hydrothérapique de Bellevue* (près Paris), — actuellement *médecin des eaux et de l'établissement hydrothérapique de Schwalheim* (Hesse-Électorale).

M. le docteur Fleury s'est voué tout entier depuis quinze ans à l'étude pratique de l'Hydrothérapie, et son infatigable zèle pour la science a été couronné des plus heureux succès. — Grâce à ses travaux et à ses écrits, l'Hydrothérapie a triomphé de préventions hostiles qui sont tombées devant l'évidence. — Il a plaidé la cause de la nouvelle méthode devant le corps médical, qui était fort en garde contre elle, et l'Hydrothérapie a subi avec honneur cette épreuve décisive autant que périlleuse.

Le *Traité pratique et raisonné d'Hydrothérapie* de

M. le docteur Fleury est aujourd'hui le Code de la thérapeutique nouvelle. — Il offre des enseignements aussi simples que profitables, qui en font un guide lumineux pour la santé, et les seuls faits dont il donne le détail suffiraient à former un ouvrage plein d'intérêt et d'utilité.

M. le docteur Fleury est parvenu :

A dégager d'un aveugle empirisme l'Hydrothérapie rationnelle et scientifique;

A remplacer un système exclusif et outré par une méthode conforme aux notions fondamentales de la médecine;

A enrichir les annales hydrothérapiques de succès éclatants et multipliés;

A établir les vrais principes de l'Hydrothérapie;

A l'étendre, à la fixer, à la populariser;

Enfin à doter bien légitimement l'art de guérir d'une méthode qui est *sa plus précieuse conquête.*

4.

QUELQUES FAITS ET NOTIONS

RELATIFS A L'EAU FROIDE, AU POINT DE VUE DE SON EMPLOI POUR LA SANTÉ, ET ROLE DE L'EAU DANS LE CORPS HUMAIN.

Vous savez déjà qu'on se réchauffe les mains à merveille en les frottant avec de la neige pendant quelques instants, — et que pendant la retraite de Russie nos pauvres soldats préservaient ainsi leurs extrémités de la congélation. — Eh bien! l'afflux superficiel de chaleur vitale, dû à ce procédé si simple, constitue précisément le principe essentiel de l'Hydrothérapie proprement dite, c'est-à-dire de l'application *excitante* de l'eau froide.

Les Esquimaux, qui vivent sous un des climats les plus froids du monde, frottent tout leur corps avec de la glace, avant de se mettre en campagne dans leurs traîneaux, afin de se donner la vigueur dont ils ont besoin.

En Laponie, sous le cercle polaire du Nord, hommes

et femmes se font de très-bonne heure une habitude et un plaisir de prendre des bains de vapeur extrêmement chauds, accompagnés de légères flagellations; et ils sortent nus de ces bains pour aller se jeter dans une rivière presque glacée. — Les Lapons jouissent en général d'une santé parfaite, déploient une extrême vigueur dans leurs chasses, leurs pêches et leurs voyages, et parviennent à un âge très-avancé. — Ils lavent leurs enfants nouveau-nés avec de la neige et les mettent ensuite dans un bain d'eau chaude.

Les Russes font toujours un grand usage du bain qui porte leur nom; et chez eux, les paysans, pour remplacer la douche, se roulent tout nus dans la neige en sortant d'une chambre échauffée comme une étuve.

Tous les ans, le jour de l'Épiphanie, le clergé russe bénit les eaux des fleuves, et, dans les campagnes, aussitôt après la cérémonie, les habitants font un trou dans la glace pour se plonger dans l'eau nouvellement consacrée.

Les pèlerins se font également plonger en plein hiver dans le Volga, dont il a fallu d'abord trouer l'épaisse croûte glacée.

Enfin, les soldats russes sont obligés, par mesure hygiénique, de prendre des bains de rivière très-courts, précédés et suivis d'une marche rapide.

Les Écossais de l'armée anglaise, officiers et soldats,

ont les jambes nues en toute saison. L'hiver, ils se les frottent tous les jours avec de la neige.

Ceux qui ont voyagé en Angleterre et dans l'Amérique du Nord savent comme les habitants de ces pays s'ablutionnent largement d'eau froide tous les jours, et par les plus grands froids. — En Angleterre surtout, les applications générales d'eau froide entrent de plus en plus dans les habitudes quotidiennes, et c'est la classe riche qui en donne l'exemple. — Dans cette classe, les enfants sont amplement lavés à l'eau froide tous les jours. — Aux États-Unis, on boit énormément d'eau très-froide.

Un médecin militaire m'a raconté qu'un de ses collègues se baignait l'hiver, tous les matins, dans la rade de Brest, et que cet intrépide *hydrophile* était ensuite dispensé de se chauffer le reste du jour.

La belle Diane de Poitiers, à soixante-dix ans, charmait encore le roi Henri II, après avoir été l'idole de François Ier. Il est curieux de voir, dans les mémoires du temps, qu'elle dut sa longue jeunesse à l'usage habituel des ablutions d'eau froide.

Je tiens d'un homme distingué à tous égards, et âgé de soixante-trois ans, qu'il doit son excellente santé au procédé de Diane de Poitiers, et qu'avant d'en faire usage, c'est-à-dire jusqu'à l'âge de quarante-huit ans, il avait toujours été faible et maladif.

Enfin, je connais un prêtre qui, dans son enfance, a

été guéri en quelques jours d'une fièvre opiniâtre par l'eau froide, grâce aux soins d'un jardinier, qui lui en frotta les bras avec force à plusieurs reprises.

L'eau froide est le remède offert par la nature.

Elle sert d'agent fondamental à l'hydrothérapie, qui l'emploie constamment, ou seule ou avec d'autres agents auxiliaires, en variant ses applications suivant les cas. — Aussi peut-on dire que l'hydrothérapie est un moyen de guérison qui remonte aux âges les plus reculés. Les documents historiques prouvent qu'elle était seulement oubliée et à refaire (si jamais elle a été ce qu'elle est de nos jours). — Depuis sa renaissance, en 1830, l'hydrothérapie a guéri une infinité de malades regardés comme incurables. Grâce à ses perfectionnements, réalisés d'hier, et à l'extension qu'elle a reçue, cette méthode a été reremise en vigueur avec un brillant succès et forme presque un art nouveau. — Mais la véritable hydrothérapie, celle qui est fondée sur la science et la raison, n'a jamais eu la folle prétention de tout guérir et d'être infaillible : bien loin de là, elle indique elle-même les cas dans lesquels son emploi serait inutile ou même nuisible.

L'eau froide en boisson étant du domaine de l'hydrothérapie, il m'a semblé aussi utile qu'intéressant de dire quelques mots dans ces préliminaires sur le rôle de l'eau dans le corps humain.

Tout corps vivant renferme énormément d'eau; un homme du poids de cent-vingt livres en contient plus de cent livres.

Le sang, le lait, la salive, les larmes, etc., sont presque uniquement formés d'eau.

Nos plus gros muscles, desséchés, deviennent minces comme des feuilles de papier.

C'est encore bien mieux pour le cerveau et les nerfs, organes de l'intelligence, des passions et de la volonté. Ils sont formés d'une masse d'eau, associée à quelques substances particulières.

C'est l'eau qui introduit dans nos veines l'essence de nos aliments. — C'est dans l'âge par excellence de la santé, de l'agilité et de la souplesse que notre corps contient le plus d'eau. Le corps des vieillards en a beaucoup moins que celui des jeunes gens. L'eau seule donne l'élasticité aux tissus organiques et non les corps gras.

Enfin, un air sec n'est pas respirable.

Ajoutons que l'eau ne joue pas un moindre rôle chez tous les animaux, dans les plantes et dans le règne minéral.

5.

HISTORIQUE DE L'HYDROTHÉRAPIE

OU EMPLOI HYGIÉNIQUE ET MÉDICAL DE L'EAU FROIDE, ET AUTRES AGENTS HYDROTHÉRAPIQUES, DEPUIS LA PLUS HAUTE ANTIQUITÉ JUSQU'A NOS JOURS.

Rappelons d'abord en quelques mots le rôle que joue l'eau froide dans les fables antiques :

L'idéale beauté sortit du sein des flots.

La poésie grecque, adoptée par les Romains, fit naître Vénus, la déesse de la beauté, de l'écume de la mer, et célébra le bain froid comme le délassement favori de ses divinités.

Les Muses dansaient sur l'Hélicon, après s'être baignées dans le Permesse ou l'Hippocrène; — Diane, fatiguée de la chasse, se plongeait avec ses nymphes dans une fraîche fontaine.

Thétis, pour rendre son fils Achille invulnérable, le plongea dans les eaux du Styx.

Jupiter métamorphosa la nymphe Jouvence en fontaine, aux eaux de laquelle il donna la vertu de rajeunir ceux qui viendraient s'y baigner.

Les religions anciennes ont attaché une extrême importance aux bains et ablutions d'eau froide, et ont fait une loi impérieuse de ces pratiques si favorables à la santé.

Depuis un temps immémorial les Indiens croient que le Gange vient du ciel et que son eau a des vertus sacrées. Ils achètent même la permission de s'y baigner, surtout aux environs de Bénarès. Tout le long des bords du Gange s'élèvent des édifices destinés spécialement aux ablutions des fidèles. Dans le royaume de Siam, il y a des jours fixés par la religion pour des ablutions générales.

On voit à Paris, au musée assyrien du Louvre, des bas-reliefs apportés des ruines de Ninive, qui représentent des cérémonies sacrées avec des personnages se baignant dans un fleuve ou recevant des aspersions.

Moïse, qui vécut de 1500 à 2000 ans avant Jésus-Christ, ordonna aux Hébreux des ablutions multipliées, périodiques, et combattit la lèpre par l'eau froide. — Les Juifs modernes regardent encore l'ablution comme un devoir, et n'oseraient toucher à quoi que ce soit avant l'ablution du matin.

Je vais entrer ici dans quelques développements, justifiés sans doute par leur intérêt et leur importance. Mon but est de prouver que pendant une longue suite de siècles les Grecs et les Romains ont fait de véritable hydrothérapie hygiénique et médicale sur la plus grande échelle et dans les meilleures conditions :

D'après les écrivains anciens et les travaux de l'érudition moderne (1), les premières applications de l'hydrothérapie *curative* ou médicale, et les premiers triomphes de cette méthode, seraient l'œuvre d'Esculape lui-même, proclamé par l'antiquité le Dieu et l'inventeur de la médecine.

Cet illustre personnage vécut vers le 13e siècle avant Jésus-Christ et fit partie de l'expédition des Argonautes comme médecin. Homère, qui vécut environ deux siècles

(1) Ouvrages consultés :

Pausanias, *Vitruve*, *Horace*, *Ovide*, *Martial*, *Dion-Cassius*, *Pline*, *Lucien*.

L'Encyclopédie du XVIIIe siècle.

L'Encyclopédie moderne.

Les Biographies universelles, ancienne et nouvelle.

Les Voyageurs anciens et modernes, publiés par M. Charton.

Le Manuel d'Hydrothérapie de M. Courcelle-Duvignaud, directeur de l'établissement hydrothérapique du Bouscat, près Bordeaux.

La Thèse inaugurale de M. Arqué, 1858.

Le Dictionnaire National de Bescherelle aîné.

L'Hydrothérapie, son histoire, etc., par M. le docteur Bottentuit, 1858.

Le Voyage du jeune Anacharsis en Grèce, par Barthélemy.

et demi plus tard et 1000 ans avant Jésus-Christ, présente Esculape non comme un dieu, mais comme un *médecin parfait*, et dit que ses deux fils, Podalire et Machaon, furent médecins dans l'armée grecque au siége de Troie. — Mais il est bien établi qu'Esculape fut adoré, dès l'origine, à cause des guérisons étonnantes et multipliées qu'il sut obtenir. — Peu après sa mort, une foule de statues et de temples lui furent élevés en Grèce et dans toutes les colonies grecques d'Asie, d'Afrique et d'Europe. — Le plus célèbre des temples d'Esculape fut celui d'Épidaure. Il était entouré de bois, voisin de la mer et peu éloigné de la ville grecque du même nom. Cette ville, située en Argolide, passait pour avoir été la patrie du médecin divinisé. C'est du temple d'Épidaure que se répandit partout le culte de la grande divinité médicale.

Le nom grec d'Esculape était *Asclêpioss* ou *Asclêpiass*. — Ses deux fils appliquèrent la méthode illustrée par leur père; puis des familles sacerdotales, portant le nom patronymique d'*Asclépiades*, exercèrent la médecine dans tout le monde connu, en se disant issues d'Esculape.

L'art de guérir, comme tous les autres arts, fut longtemps lié avec la religion d'une manière intime : la connaissance de la médecine, considérée comme un mystère sacré, se transmettait de père en fils dans la famille des *Asclépiades*, et nous possédons encore le serment que chaque membre de cette famille prononçait lors de son initiation aux secrets de l'art. — Les Asclépiades fondèrent de célèbres écoles à Cos, à Rhodes et à Gnide, d'où leurs disciples firent rayonner leur nom et leur gloire chez presque tous les peuples du monde. — Enfin, les descendants d'Esculape furent partout en possession de la médecine jusqu'au second siècle avant Jésus-Christ, en sorte que leur méthode régna sans interruption dans l'antiquité *pendant onze siècles*.

Cette méthode, conservée si religieusement par les Asclépiades, fut évidemment celle d'Esculape, leur chef, et c'est par elle que le dieu de la médecine obtint les guérisons merveilleuses qui le firent adorer. — Voyons quelle fut cette méthode :

On sait que les *lustrations* jouaient un très-grand rôle dans les cérémonies religieuses de toute l'antiquité. — Elles consistaient surtout dans l'emploi de l'eau froide, en aspersions, en bains et en ablutions. Comme l'eau purifie le corps, on avait pensé qu'elle purifiait aussi l'âme, et qu'elle opérait cet effet de deux manières, soit en la délivrant de ses taches, soit en la disposant à n'en pas contracter; — les lustrations étaient donc considérées comme une purification morale et un moyen de plaire aux dieux. Les enfants nouveau-nés étaient aspergés d'eau *lustrale*. Les prêtres en aspergeaient les fidèles à l'entrée du temple et dans son intérieur. On se plongeait tout entier dans les fleuves par dévotion, et les baigneurs moins zélés se bornaient à y enfoncer la tête sept fois. — Ainsi, les religions antiques, toujours très-préoccupées de la santé des populations, purifiaient le corps sous prétexte de purifier l'âme, et celle-ci n'y perdait rien : *Mens sana in corpore sano* (une âme saine habite un corps sain), ont dit les anciens sages.

Les malades qui venaient implorer le dieu de la médecine dans ses temples, devaient d'abord se rendre dignes de sa faveur, au moyen de *cérémonies préparatoires*, parmi lesquelles figuraient nécessairement les *lustrations*. Mais ici l'application de l'eau froide avait lieu d'après des règles toutes particulières : — on commençait par échauffer et même par faire suer le malade au moyen de bains de vapeur, de frictions avec ou sans *xystre* (sorte de brosse rude), de manipulations du corps, — puis on plongeait le malade dans l'eau lustrale, qui était froide. — Les malades se rendaient ensuite en procession au temple d'Esculape en chantant des hymnes (attribuées à Sophocle), et la tête couronnée de fleurs. Les moins valides faisaient quelques stations seulement sur la route sacrée en attendant mieux.

Les *Asclépiones*, ou temples d'Esculape, étaient toujours placés dans les sites les plus salubres, sur des hauteurs, au milieu de *bois sacrés*, sur le bord de la mer, à une certaine distance des villes, enfin dans un air frais et pur. — On y faisait donc de *véritable et excellente* Hydrothérapie, sous prétexte de purifications religieuses, et les malades croyaient seulement gagner ainsi les bonnes grâces d'Esculape avant d'entrer dans son sanctuaire.

Les Asclépiades possédaient d'immenses avantages pour guérir : — ils étaient toujours ponctuellement obéis, grâce à leur caractère sacré, aux croyances superstitieuses de leurs clients, et à diverses pratiques plus ou moins ridicules sans doute, mais néanmoins fort utiles. En effet, les cérémonies et même les jongleries des prêtres-médecins exaltaient l'imagination de leurs clients en leur faisant croire à une intervention surnaturelle, en les étonnant par des choses singulières, et il en résultait, de la part des malades, une confiance extrêmement favorable à leur guérison. — Sans parler du *serpent* inoffensif et apprivoisé, sorte d'incarnation d'Esculape, et des *cippes*, ou colonnes particulières sur lesquelles on voyait inscrits les noms et maladies des personnes rendues à la santé. — De là, le succès prodigieux de la méthode d'Esculape, c'est-à-dire du dieu qui personnifiait *la force médicale de la nature*.

Cependant les Asclépiades n'étaient guère que des *empiriques*, souvent incapables de distinguer des maladies fort différentes, et appliquant l'Hydrothérapie un peu à l'aveugle. Quelquefois aussi, pour sauver l'honneur d'Esculape, ils enjoignaient de sa part au malade d'aller au loin exécuter ses ordonnances. Enfin, pour conserver aux Asclépiones leur prestige, on ne laissait naître ni mourir personne dans ces temples, qui étaient aussi des maisons de santé et des écoles de médecine.

La *gymnastique* formait en Grèce une institution nationale destinée à fortifier la population par toute sorte d'exercices, et à mettre en honneur ces exercices eux-mêmes. — La dignité de *gymnasïarque*, ou chef du gymnase, était une espèce de magistrature religieuse. — Athènes possédait trois gymnases, et on a découvert des ruines de ces établissements dans les restes de plusieurs villes antiques fondées par des Grecs bien loin de la mère-patrie.

Tous les gymnases étaient fondés sur un plan uniforme et contenaient une *salle de sudation* et une *salle de bain froid*.

Les Grecs de tout âge allaient entretenir dans les gymnases leur force, leur souplesse et leur santé. On s'y mettait presque nu. — Les exercices gymnastiques ont été coordonnés par les Grecs en un système régulier et complet. La gymnastique (mot qui signifie *s'exercer nu*) eut trois branches principales, dont l'une, la *gymnastique médicale*, avait spécialement pour but d'entretenir la santé. On trouvait dans les gymnases des salles de bain froid (*loutrône*) et des étuves sèches (*lacônicône*).

On y recevait des frictions avec la brosse rude appelée *xystre* ou *xustair*, et sans doute aussi des *douches*, car cette dernière opération avait un nom en grec : on l'appelait *katakussma* ou *epanntlèma*.

La langue grecque avait des mots uniques pour dire :
Salle de bain froid,
Se baigner dans l'eau froide,
L'usage des bains froids,
Qui aime à se baigner,
Avoir envie de se baigner,
L'action de se baigner,
Brosse rude pour frotter les baigneurs,
Bain d'étuve,
Bain de vapeur,
Étuve fortement chauffée,
Faire suer dans une étuve, etc.
(Voyez le dictionnaire français-grec d'Ozaneaux.)

Or, puisque les Grecs avaient un seul mot pour chacune de ces périphrases, ne faut-il pas en conclure que toutes les choses ainsi exprimées leur étaient bien plus familières qu'à nous?

Pausanias parle des eaux thermales salées de Mithane (Péloponnèse), et dit qu'il n'existe pas dans le voisinage *d'eau froide où l'on puisse se jeter au sortir du bain qu'on prend dans la source chaude* (tome I, p. 567, *Guide en Grèce*). — Il était donc d'usage alors de faire succéder un bain froid à un bain chaud.

Le même auteur parle d'une fontaine où se précipita une princesse grecque pour y trouver un remède contre les poisons de Médée.

Pindare fait naître Esculape de Coronis, à laquelle il donne pour demeure Lacéréïa, et ce dernier nom fait allusion à une source bruyamment jaillissante.

Parmi la foule des Asclépiades qui se transmirent fidèlement la méthode sacrée d'Esculape pendant plus de onze siècles, plusieurs grands médecins acquirent une célébrité qui est parvenue jusqu'à nos jours. — Mais l'un d'entre eux effaça tous les autres : ce fut *Hippocrate*. Ce prince de la médecine antique vécut en Grèce huit siècles environ après Esculape et quatre siècles avant Jésus-Christ. Il naquit à Cos, fut une des gloires du grand siècle de Périclès, au temps de la splendeur athénienne, et eut pour contemporains Socrate et Platon, qui furent ses admirateurs. — Les écrits d'Hippocrate sur la médecine l'en ont fait surnommer *le père* : ce sont les plus anciens que nous possédions en ce genre, et les médecins modernes ne se lassent pas de les méditer. — Lors de ses débuts, Hippocrate trouva pour maîtres les philosophes qui discouraient et les Asclépiades qui agissaient, ceux-ci traitant les maladies suivant des règles confirmées par de nombreuses guérisons. Hippocrate, enrichi par les connaissances des uns et des autres, conçut une de ces grandes idées qui servent d'époques à l'histoire du génie. Ce fut d'éclairer l'expérience par le raisonnement et de rectifier la théorie par la pratique. Cet homme illustre est le premier qui soit parvenu à mettre en honneur la méthode d'observation et d'expérimentation, méthode qui nous semble aujourd'hui si naturelle et si légitime, à laquelle les sciences modernes doivent leur développement prodigieux, et qui cependant est restée si longtemps inconnue, ou négligée, ou même persécutée.

Hippocrate, comme tous les Asclépiades, employa aussi l'eau froide avec beaucoup de succès, notamment contre la *fièvre*, les *douleurs*, la *goutte*, le *tétanos*, etc. — Ses nombreux disciples répandirent au loin sa méthode.

On sait combien les Romains empruntèrent aux Grecs en toutes choses. La civilisation romaine fut pour ainsi dire greffée sur celle de la Grèce. — L'an 461 de Rome, le culte d'Esculape y fut introduit par l'ordre des oracles, et ce culte se maintenait encore dans toute sa ferveur alors que le polythéisme antique était déjà chancelant.

Les anciens Latins avaient dans leurs maisons une

chambre dite *Balneum*, destinée aux ablutions, et prenaient des bains d'étuve.

Les Romains, avant d'avoir perdu leur énergie, et d'avoir abandonné leur ancien genre de vie dur et austère, n'avaient pas d'autre bain que le Tibre. C'est ainsi qu'ils endurcissaient leur corps et se donnaient la force dont ils avaient besoin pour devenir les maîtres du monde. — Ils eurent des gymnases, comme les Grecs, avec des étuves, des bains froids et des frictions, outre les bains chauds. — Mais, dans les gymnases grecs, les bains ne furent jamais qu'un accessoire, tandis que dans les établissements romains analogues, les bains furent tout d'abord la partie principale.

Ces nouveaux établissements publics reçurent le nom de *Thermes*, et devinrent, sous l'Empire, de vastes palais renfermant, avec des bains variés et leurs dépendances, des gymnases, des salles de jeux, des bibliothèques et des jardins. Ainsi, on y trouvait toute sorte de plaisirs favorables à la santé, avec des moyens d'étude et de jouissances intellectuelles.

Les nombreux Thermes publics construits par les Empereurs furent des monuments prodigieux, d'une grandeur et d'une magnificence inouïes. On peut en juger par leurs restes et par ce qu'en ont dit les historiens. On y introduisit les eaux du Tibre et même celles de la mer. Beaucoup de baignoires en marbre, en porphyre, etc., portaient de forts anneaux pour servir à les enlever et à les balancer à l'aide de chaînes puissantes manœuvrées par des esclaves.

L'entrée des Thermes coûtait fort peu de chose; ils étaient même ouverts gratuitement, à certains jours, quand les Empereurs voulaient se populariser.

Dix-huit mille personnes pouvaient se baigner à la fois dans les Bains de Dioclétien. — Les plus habiles archéologues ont renoncé à découvrir comment on pouvait fournir de l'eau chaude à tant de baignoires. Si l'on considère en outre l'extrême modicité du prix d'entrée, il faut bien en conclure que les bains froids étaient de beaucoup les plus employés.

Voici d'ailleurs ce qu'on sait des bains froids, étuves, frictions, etc., à Rome :

On a trouvé, dans les ruines des Thermes de Caracalla, une salle de bain froid (*lavacrum* ou *frigidarium*), contenant une piscine (*piscina*) longue de 5 mètres, large de 4 mètres, profonde de 2 mètres 60, et pourvue de marches pour s'enfoncer dans l'eau à volonté. — Cinquante salles paraissent avoir été destinées au même usage. — Ces Thermes datent du 3e siècle.

On lit dans une description de bains romains par *Lucien* (moraliste grec au 2e siècle) : « La première salle, « après le vestibule, est destinée aux personnes les plus

« opulentes. Le milieu de l'espace contient trois bains « d'eau froide. On y voit une statue de la Santé et une « autre d'Esculape. »

Pline l'Ancien (amiral et naturaliste romain du 1er siècle) avait dans toutes ses villas de spacieux bains froids où l'on pouvait nager. Il les a décrits lui-même.

Dion Cassius (sénateur et historien romain du 3e siècle) dit que ceux qui suaient dans le *laconicum* entraient ensuite dans le bain froid. — *Laconicum* est ici la partie prise pour le tout, et désigne *la salle de sudation*. En effet, on nommait ainsi un poële ou calorifère placé dans un angle de cette salle, qui elle-même s'appelait *comamerata sudatio*, ou *sudatorium*, ou *caldarium*, ou enfin *laconicum*. Cette salle était sans doute l'analogue de notre *étuve sèche*.

Le *laconicum* était d'origine Lacédémonienne. Il recevait la flamme de l'*hypocaustum*, ou fourneau souterrain, et c'est ainsi que la chambre à suer était échauffée. Cette chambre était placée à côté du *frigidarium* ou salle de bain froid.

On faisait des exercices avant et après le bain dans des salles appelées : le Strade, le Corycée, le Sphéristère, etc.

Les Romains se frictionnaient à l'imitation des Grecs, mais ils se servaient pour cela du *strigile* au lieu du *xystre*.

De simples particuliers firent construire des bains luxueux qui ont été décrits par Vitruve (architecte et ingénieur romain du 1er siècle avant Jésus-Christ), Athénée (écrivain grec du 2e siècle), Pline l'Ancien, etc.

Toutes les villes de l'Empire Romain eurent leurs Thermes. — On trouve jusqu'en Angleterre des ruines de bains et d'étuves, et on voit encore sur ces dernières le numéro de la vingtième légion, qui avait construit ces édifices pendant sa campagne dans Albion.

L'empereur Auguste fut atteint d'une grave maladie à la suite de son expédition en Espagne. Après avoir été traité sans aucun succès par les bains chauds et les célèbres eaux minérales chaudes de Baïes, il fut enfin guéri par l'eau froide, c'est-à-dire par l'Hydrothérapie, grâce au médecin Antonius Musa, qu'il combla de biens et de distinctions.

De nos jours, un personnage, qui offre plus d'un rapport avec Auguste, a été, dit-on, traité aussi heureusement par la même méthode, oubliée pendant plus de quinze siècles.

Les écrivains romains renferment beaucoup de passages qui prouvent l'ancienne faveur de la méthode hydrothérapique. — Voici quelques-uns de ces passages :

On lit dans les Épîtres d'*Horace* (célèbre poëte romain du 1er siècle avant J.-C.) :

Quæ sit hyems Veliæ, quod cœlum, Vala, Salerni,
Quorum hominum regio et qualis via : nam mihi Baïas
Musa supervacuas Antonius, et tamen illis
Me facit invisum, gelidâ quùm perluor undâ
Per medium frigus : sanè myrteta relinqui,
Dictaque cessantem nervis elidere morbum
Sulphura contemni, vicus gemit, invidus ægris
Qui caput et stomachum supponere fontibus audent
Clusinis, Gabiosque petunt et frigida rura.

(Liv. 1, epist. 15.)

Fons etiam, rivo dare nomen idoneus, ut nec
Frigidior Thracam, nec purior ambiat Hebrus,
Infirmo capiti fluit utilis, utilis alvo.

(Liv. 1, epist. 16.)

TRADUCTION.

« Dis-moi, Vala, quel est l'hiver de Velie et le climat « de Salerne, quels sont leurs habitants et quelle route y « conduit; car Antonius Musa prétend que les eaux de « Baïes sont pour moi sans vertu, et il m'a complète- « ment brouillé avec elles en me plongeant au milieu de « l'hiver dans une onde glacée. Oui, tout le bourg gé- « mit de me voir abandonner ces bois de myrte, ces eaux « sulfureuses, que l'on disait si bonnes pour les nerfs; « il s'indigne contre tous ces malades qui osent placer « leur tête et leur estomac sous les eaux jaillissantes de

« Clusium et vont chercher Gabies et ses froides cam-
« pagnes.

« ... Une fontaine, je pourrais dire une rivière, —
« plus fraîche et plus pure que les ondes dont l'Hèbre,
« en serpentant, arrose la Thrace, roule ses flots mer-
« veilleux pour les maux de tête et les douleurs d'esto-
« mac. »

On lit dans *Ovide* (autre poëte latin célèbre, né 43 ans avant J.-C., mort 17 ans après) :

Multæ illum (Cyllarum) *petière... sed una*
Abstulit Hylonome, quæ nulla decentior...
Hæc Cyllarum una tenet...
Bisque die lapsis Pagasæ vertice sylvæ
Fontibus ora lavet, bis flumine corpora tingat.

(Ovide, *Métam.*, liv. 12, vers 404 à 413.)

TRADUCTION.

« Beaucoup d'entre elles recherchèrent Cyllare. Hylo-
« nome seule fit sa conquête. C'était la plus belle. Pour
« lui plaire elle prend tous les soins... Deux fois le jour
« elle plonge sa tête dans l'onde qui descend de la haute
« forêt du Pagase, deux fois le jour elle y baigne son
« corps. »

Voici maintenant quelques extraits de *Martial*, poëte satyrique romain du 1er siècle après J.-C. :

Etrusci nisi Thermulis lavaris,
Illotus morieris, Oppiane.
. . . .
Illic Taygeti virent metalla,
Et certant vario decore saxa,
Quæ Phryx et Lybis altiùs cecidit;
Siccos pinguis Onyx anhelat æstus
Et flammâ tenui calent Ophitæ.
Ritus si placeant tibi Laconum,
Contentus potes arido vapore
Crudâ Virgine, Martiâque mergi,
Quæ tàm candida, tam serena lucet,
Ut nullas ibi suspicieris undas
Et credas vacuam nitere Lygdon.
Non attendis, et aure me supinâ
Jamdudum quasi negligenter audis.
Illotus morieris, Oppiane.

(Liv. 6, ep. 42.)

TRADUCTION.

« Oppien, tu mourras sans te baigner, si les petits « Thermes d'Etruscus ne t'y décident pas.

« On y voit briller les marbres verts du Taygète, et « cent autres marbres qui rivalisent d'éclat et de variété,

« extraits par le Phrygien et le Libyen de leurs carrières « profondes. L'épais Onyx y exhale une chaleur sèche et « l'Ophite y est échauffé par une légère flamme. Si tu « aimes la méthode Laconienne (la Laconie était en Grèce), « tu peux, bien échauffé dans l'étuve, te faire plonger « dans le froid bassin de la Vierge ou de Martius ; l'eau « y est si pure et si calme qu'on la croirait absente et « que le marbre semble vide.

« Oppien, tu ne m'écoutes pas et tu me prêtes depuis « longtemps une oreille distraite et indifférente. Tu « mourras sans te baigner. »

J'ai cédé au désir de citer presque en entier cette charmante pièce.

Strigiles.

Pergamus has misit : curvo destringere ferro...

(Ép., liv. 3.)

TRADUCTION.

Les strigiles (ou frottoirs).

Ils viennent de Pergame (État d'Asie-Mineure où fut un des plus célèbres temples d'Esculape). *Frotte-toi avec ce fer recourbé...* (Les strigiles étaient de métal et cannelés. On en faisait en bronze, en or, en argent, etc.)

Non potare nivem, sed aquam potare rigentem
De nive, commenta est ingeniosa sitis.

(Épig.)

« Ne pas boire de la neige, mais bien de l'eau que la « neige a presque glacée, est une excellente chose. »

Cet usage existe encore en Italie.

La santé des animaux réclame les mêmes soins que celle de l'homme. Je peux donc citer le vers suivant du même auteur :

Sudantem Getica ter nive lavit equum.

(Épig., liv. 9.)

« Au pays des Gètes (embouchure du Danube), il « (Hercule) lava trois fois avec de la neige son cheval « en sueur. »

Celse (médecin romain du 1er siècle) recommande de boire de l'eau quand on est menacé d'une maladie prochaine ; — il nous a transmis des détails pleins d'intérêt sur l'emploi hygiénique et médical de l'eau, c'est-à-dire sur sa vertu pour conserver ou rendre la santé. Il énumère toute une liste de maladies contre lesquelles il vante l'eau froide ; notamment la *fièvre* et les *faiblesses d'estomac*. — Il engage beaucoup à s'en mouiller la tête.

Arétée (de Cappadoce, Asie-Mineure, 2e et 3e siècles) prescrit l'eau froide contre la *frénésie* et le *choléra.*

Galien (de Pergame, Asie-Mineure, 2e siècle) la prescrit aussi contre les *fièvres continues,* les *faiblesses d'estomac* et les *maladies nerveuses,* — et pour *cicatriser les plaies.*

Mahomet, législateur et médecin, imposa aussi à ses compatriotes un Code à la fois sanitaire et religieux. L'emploi répété de l'eau froide à l'intérieur et à l'extérieur forme la base de son hygiène. C'est une des lois du Coran de ne boire que de l'eau et de se purifier par de larges ablutions d'eau froide avant ou après les actes les plus ordinaires de la vie. — Les Turcs ne prient jamais sans avoir fait *la grande* ou *la petite ablution.* La grande ablution, c'est le bain ou la purification du corps entier. La petite ablution se fait à la fontaine et consiste à laver les cinq sens. Quand les Turcs n'ont pas d'eau, ils doivent se frotter avec du sable ou de la terre, c'est l'*ablution sablonneuse ou terreuse.* — Cette dernière ablution a aussi pour effet de dégager la peau, de l'exciter par le frottement, et par suite d'entretenir ses fonctions.

Si les Arabes et les Turcs sont généralement beaux et forts, ne faut-il pas en faire quelque honneur aux prescriptions qu'on vient de citer ?

On voit par ces notions historiques, que, depuis les temps les plus reculés, tout l'ancien monde connu a fait un usage considérable des applications d'eau froide, et que cet usage s'est toujours maintenu et se maintient encore dans une grande partie de l'univers.

Cet emploi de l'eau froide a été ordonné par la religion et par la médecine ; les prêtres-médecins ont fait eux-mêmes des applications d'eau froide aux malades en y joignant des cérémonies religieuses, et les fables grecques ont célébré sur tous les tons les bains d'eau froide, dans l'histoire de leurs dieux et de leurs héros. — Esculape, adoré autrefois comme le dieu de la médecine, inventa l'Hydrothérapie environ treize siècles avant Jésus-Christ, et dut sa divinité posthume aux guérisons extraordinaires et multipliées qu'il obtint par cette méthode. — Les Asclépiades, prêtres-médecins, qui se dirent les descendants d'Esculape, conservèrent religieusement sa thérapeutique pendant une longue suite de siècles, et la transmirent aux médecins de Rome, où il était encore d'usage *de passer de l'étuve au bain froid* trois siècles après Jésus-Christ.

En présence de faits si remarquables et d'une autorité si grande, on se demande comment des hommes éclairés peuvent déprécier l'Hydrothérapie avec une obstination passionnée. — N'y a-t-il donc pas quelque ridicule et quelque honte à repousser, en plein 19e siècle, une méthode curative et hygiénique recommandée de la sorte, et pratiquée si longtemps par des nations qui brillent aux premiers rangs de l'histoire, par ces nations même dont nous admirons le génie et auxquelles nous devons une si grande part de notre civilisation?

Le torrent destructeur des invasions barbares vient engloutir la civilisation romaine. L'art médical subit les atteintes de la dévastation universelle. — Les traditions populaires, toujours vivaces dans les campagnes, continuent seules à désigner aux malades, comme moyen de guérison, les sources cachées sous les vieux chênes, et désormais patronées par des noms chers aux chrétiens. Les savants du moyen âge traitent ces pratiques naïves de superstitieuses; aujourd'hui l'Hydrothérapie, relevée sur les bases de la vraie science et de la raison, confirme les traditions rustiques, débris de l'antique civilisation échappés aux démolitions sauvages.

Cependant quelques médecins célèbres :

Avicenne, médecin arabe du 11e siècle;

Pierre d'Albano, médecin de Padoue aux 13e et 14e siècles;

Savonarola, médecin de Ferrare au 14e siècle, élèvent la voix, mais faiblement et vaguement, en faveur de l'hygiène et de la médecine antiques.

Les *panseurs du secret* employèrent l'eau avec des formules magiques.

16e SIÈCLE.

Ambroise Paré (de Laval) appliqua l'eau froide sans fascination.

Biondo (Rome et Naples) la dit souveraine pour panser toutes les plaies.

François Martel (chirurgien de Henri III et de Henri IV) n'employait que l'eau froide pour nettoyer les plaies et les empêcher de s'enflammer.

Rondelet (de Montpellier) prescrit instamment l'eau froide contre les fièvres.

17e ET 18e SIÈCLES.

Hecquet (d'Abbeville), emporté par son zèle, semble vouloir remplacer le sang par l'eau dans les veines de ses malades... (Ce médecin est, dit-on, le *docteur Sangrado* du roman de Gilblas).

Floyer (médecin anglais) rompt enfin avec le moyen âge, revient à l'antiquité, et prescrit hardiment aux malades les bains froids presque abandonnés de son temps.

Jacob Todano, dit *Medicus per aquam*, et *Sangez*, *medicus per glaciem*, abusent de l'eau froide; ils veulent guérir ainsi tous les maux (et ils obtiennent néanmoins de remarquables succès).

Crescenzo et *Cirillo* (tous les deux de Naples), plus sages et plus consciencieux, rectifient les extravagances des précédents; le premier, grand partisan de l'eau, s'efforce par ses écrits d'en rendre l'usage plus commun dans les maladies et détaille la manière de l'employer utilement, soit à la température ordinaire, soit refroidie avec la glace ou la neige; — le second, professeur à l'Université, publie une dissertation sur l'usage de l'eau froide dans les fièvres (transactions philosophiques, 1729-1730).

Sigismond Hahn doit en partie sa renommée aux nombreuses guérisons qu'il obtient par l'eau froide employée tant à l'intérieur qu'à l'extérieur.

En 1737 une épidémie de fièvre ravage Breslau : *Godefroid Hahn*, frère du précédent, guérit par l'eau froide tous les malades qui s'adressent à lui. Les autres périssent presque tous.

Hoffmann se proclame le champion de l'eau et se fait le promoteur de l'Hydrothérapie élémentaire.

Giannini (médecin italien de Milan) traite, même la

peste et la fièvre jaune, par les immersions réfrigérantes. A sa mort (1818), la médication froide est complètement abandonnée en Italie.

Pomme met toutes les maladies sur le compte des nerfs, ne traite que par l'eau, et se fait une immense réputation en guérissant beaucoup de malades désespérés dans l'aristocratie française.

En Russie, où, depuis des siècles, on prend impunément des bains froids en pleine sueur, *Samoïlowitz* combat victorieusement par les bains froids *la peste* qui ravage Moscou en 1771.

En 1732, le duc d'Orléans ayant été guéri par l'eau froide d'une blessure à la main, *Larmurier* profite du bruit de cette guérison, pour essayer de réhabiliter l'eau froide.

En 1790, *Ferro*, médecin à Vienne, partisan de l'eau froide, reçoit les suffrages de l'Empereur d'Autriche, qui, à l'imitation des Césars romains, fonde à Vienne des bains gratuits d'eau froide.

Portal (de Gaillac, 1742-1832),

Tissot (médecin suisse du 18e siècle),

Grimaud (médecin nantais du 18e siècle),

Ont dit beaucoup de bien de l'eau froide.

Wright, médecin anglais, guérit le *typhus* par les affusions froides.

James Currie pose le premier les bases de l'Hydrothérapie scientifique. Son livre (Liverpool, 1798) fait grand bruit en Europe et appelle l'attention des médecins sur l'Hydrothérapie empirique.

Percy, longtemps médecin en chef de nos armées sous la République et l'Empire, guérit avec un peu d'eau des blessés, des mutilés voués à la mort par ses collègues. (Voir ses écrits dans le grand Dictionnaire des sciences médicales.)

En 1798, l'eau froide a perdu en France tout son crédit. *Pinel* (1745-1826) en parle à peine.

Les médecins ci-après ont fait beaucoup par leurs observations, leurs travaux et leurs écrits, pour l'Hydrothérapie chirurgicale :

Kern, chirurgien allemand (1760-1829).

Lombard, chirurgien français (1741-1811).

Breschet, médecin français de Clermont-Ferrand (1784-1845), membre de l'Institut.

Josse, père, chirurgien d'Amiens, 19e siècle.

Josse, fils.

Gerdy, médecin français, né à Loches (Aube), 1797-1856.

Mais voici le moment du triomphe définitif de l'eau froide. Une ère nouvelle s'ouvre, qui va lui rendre son antique faveur et la venger de longs siècles d'oubli et de mépris.

Priessnitz apparaît comme le *Messie* de l'eau froide. C'est au fond des montagnes à demi sauvages de la Silésie autrichienne, dans le petit village de Græfenberg, près des frontières de la Bohême, que le vieux drapeau de la bonne doctrine est relevé par un obscur paysan. Priessnitz est né en 1799. A peine capable de lire et d'écrire, mais doué d'un esprit observateur et pénétrant, il avait de bonne heure remarqué l'utilité de l'eau dans les maladies, et surtout dans les cas d'entorse, de contusions, et de tumeurs aux pieds des chevaux. D'ailleurs, ses compatriotes, pauvres gens *arriérés et primitifs*, ne connaissaient guère d'autres remèdes que l'*eau et la sueur*, cette médecine instinctive des premiers âges du monde.

En 1816, Priessnitz, en récoltant ses foins, est renversé par un coup de pied de cheval qui lui brise deux côtes. On appelle un chirurgien, qui le traite sans succès et le déclare à peu près perdu. Priessnitz s'insurge contre ce terrible arrêt. Par un effort suprême, il relève ses côtes brisées, les couvre de compresses humides et boit beaucoup d'eau. — Succès complet. — Frappé de ce résultat, il veut étudier l'action du froid sur la vitalité. Pour cela, il nourrit deux porcs, l'un avec des aliments froids, l'autre avec des aliments chauds. Chez le premier, les intestins sont trouvés fermes, blancs, résistants; chez le second, ils sont rouges, mous et impropres à la charcuterie.

Il remarque aussi que l'application de l'eau froide est bien plus efficace *si la peau a été mise d'abord en sueur*, et il prend pour base de sa médication *la sueur et l'eau froide*. Il guérit ainsi des *gouttes* et des *rhumatismes*. Le bruit s'en répand, l'amour du merveilleux s'en mêle et entoure Priessnitz d'une auréole surnaturelle. Les malades viennent en foule le consulter; sa réputation grandit, et on ne l'appelle plus que le *docteur d'eau*.

Priessnitz, fier d'un tel succès et tout plein de la confiance des forts, se met en campagne pour étendre ses conquêtes. Il se fait guérisseur ambulant des malades désespérés. La foule l'acclame; mais *les intérêts froissés* commencent à s'émouvoir et à le persécuter.

Un meunier, martyrisé de rhumatismes depuis des années, et traité sans succès par tous les médecins du pays, est guéri par Priessnitz. On accuse le docteur d'eau de sorcellerie; il est arrêté, jugé et absous.

Il a le bonheur de guérir un chambellan autrichien, condamné par les médecins de Vienne, qui devient son protecteur et le fait autoriser à traiter les malades par sa méthode.

En 1830, Priessnitz réunit 54 pensionnaires,

En 1831 il en a 64,

En 1832 — 118,

En 1833 — 206,

En 1834 — 256,

En 1835 il en a 342,

En 1836 — 469;

Enfin, en 1842, Priessnitz applique sa méthode dans son établissement à 1,116 malades, presque tous riches et haut placés, accourus chez lui de tous les points de l'Europe et docilement soumis à un simple paysan.

Un célèbre professeur allemand veut être son disciple, publie sa méthode, et, par des louanges méritées, lui gagne des milliers de suffrages.

Voici l'emploi du jour chez Priessnitz :

Dès quatre ou cinq heures du matin, le malade est emmaillotté dans des couvertures, où il sue abondamment pendant une demi-heure ou une heure.

Il se plonge alors brusquement, en pleine sueur, dans un bain d'eau froide, et il y reste d'une à deux minutes, en faisant beaucoup de mouvements.

Puis il s'essuie fortement, s'habille vite et se promène dehors à grands pas, en buvant de l'eau froide peu à la fois et souvent.

A huit heures, déjeuner de lait froid et de pain bis.

Promenade d'une heure.

A onze heures, frictions du malade, tout nu, avec un drap mouillé bien tordu, pendant cinq à dix minutes.

Ensuite il sort ou se meut beaucoup dans la maison.

A une heure, dîner frugal et rustique, avec de l'eau pour seule boisson. Tout le monde cause *en français*, par un accord tacite : la gaieté est générale et bruyante, l'appétit prodigieux.

Promenade quel que soit le temps.

A trois ou quatre heures, douches dans une baraque sur la montagne. La baraque des femmes est ouverte en haut : là, en toute saison, par tous les temps, les dames les plus délicates reçoivent à nu un filet d'eau froide. Le premier instant est pénible; bientôt la peau rougit, et beaucoup de malades se trouvent si bien là qu'il faut les empêcher d'y rester plus de quatre à cinq minutes.

On retourne à grands pas chez soi. On soupe comme on a déjeuné, avec du lait froid et du pain bis.

Voilà le régime que suivent des hommes et des femmes habitués à tous les raffinements de la civilisation.

Tous les moments sont pris : l'ennui est inconnu à Grœfenberg.

Pour la *fièvre*, Priessnitz vous enveloppe d'un drap mouillé de dix en dix minutes. Ce moyen dissipe l'excès de la chaleur superficielle et rétablit la transpiration.

Les malades prennent chaque jour un ou plusieurs bains de siége dans des baquets contenant quelques pouces d'eau.

Priessnitz employait beaucoup les compresses mouillées d'eau froide sur les points douloureux et ailleurs.

Quelquefois il faisait prendre des bains partiels, de

pied, de jambe, etc. — Le bain de rosée était une promenade d'une demi-heure sur l'herbe mouillée, pieds nus, matin et soir.

Priessnitz fondait sa doctrine sur l'opinion que le sang est plus ou moins chargé d'éléments impurs dont l'expulsion est essentielle à la santé, et sur la nécessité d'aider la nature dans cette expulsion.

Il regardait l'*eau froide* comme *le meilleur moyen d'exciter les forces vitales*, et il lui adjoignait l'air vif des montagnes, l'exercice et un régime particulier.

L'exercice le plus fort était de scier, couper et porter du bois. Chacun avait sa scie, sa hache et son chevalet; les dames et les demoiselles s'en servaient comme les hommes.

Les douches se prenaient toujours après s'être échauffé par l'exercice. Aussi Priessnitz les avait placées à vingt minutes de la maison d'habitation.

A Grœfenberg, l'excitation continuelle de la peau par des bains, douches, draps mouillés, frictions, compresses, amenait des *crises* que le *docteur d'eau* proclamait très-utiles comme purifiant le corps; c'étaient des éruptions fortes et douloureuses, au bas ventre surtout.

Aujourd'hui, l'hydrothérapie guérit sans crises, sans douleurs, sans rudesse; la raison et la science l'ont perfectionnée et civilisée.

Du reste, Priessnitz adoucit peu à peu sa méthode pour l'approprier aux constitutions énervées par le luxe et usées par les médicaments. Il n'avait d'abord eu affaire qu'à des paysans et des montagnards, dont l'énergie vitale se jouait des sueurs sans fin, des éruptions, furoncles, abcès, diarrhées, vomissements et autres modes violents d'élimination.

Il assurait s'être guéri d'une fièvre chaude en restant dix heures dans une cuve d'eau froide.

Mais il ne traitait que des maladies chroniques; les malades ne lui venant que pour des affections anciennes.

Il finit par refuser les malades très-âgés et ceux atteints de toux ou d'épanchement au ventre.

Quant aux enfants, après avoir perdu son premier né, qu'il avait confié à un médecin sur la prière de sa femme, il traita par l'eau froide ses sept autres enfants, qui tous ont joui depuis d'une excellente santé.

Beaucoup de personnes ont passé des années à Grœfenberg, *la montagne de l'espérance*. Le prince de Lichtenstein y est resté six ans. — Les hôtes de Priessnitz étaient riches et atteints de maladies réputées ailleurs incurables; ils ne voyaient de salut qu'en lui; puis les chemins de Grœfenberg étaient redoutables et couverts de neige pendant plusieurs mois. Aussi restait-on chez

Priessnitz jusqu'à parfaite guérison. De là ses nombreux succès, car l'*Hydrothérapie veut du temps pour réussir, surtout contre les maux anciens.*

Le climat de Grœfenberg est fort rigoureux; ce pays est à 1,800 pieds au-dessus du niveau de la mer. Cependant le feu était rare chez Priessnitz; les malades n'en murmuraient pas trop; ils y suppléaient par l'exercice et l'eau froide.

Priessnitz regardait l'hiver et l'automne comme les meilleures saisons pour suivre son traitement.

Il dut beaucoup de succès à son caractère inflexible et persévérant : sa parole simple et grave imposait l'obéissance : il ne cédait jamais aux malades, et souvent les guérissait malgré eux.

L'Hydrothérapie de Priessnitz péchait par l'empirisme, c'est-à-dire par une sorte de routine plus ou moins aveugle; son défaut fut l'exagération et l'uniformité du traitement.

Mais Priessnitz a frayé le chemin à la méthode fondée sur la science et le raisonnement; et grâce à sa volonté énergique, grâce peut-être aussi à son peu d'instruction, il a donné à l'Hydrothérapie une extension inconnue avant lui.

Priessnitz, l'*Esculape moderne*, est un des bienfaiteurs de l'humanité.

Il est mort en 1852, laissant plusieurs millions à ses enfants, *nouveaux Asclépiades*, qui ont succédé à leur père.

L'Allemagne fit un accueil enthousiaste à la renaissance de l'Hydrothérapie, et imita partout Priessnitz.

L'Angleterre et la Prusse ne tardèrent pas à en faire autant.

La France fut plus lente à profiter du système nouveau. Mais déjà l'eau froide avait été appliquée et vantée chez nous : par *Lisfranc* et *Dupuytren* contre la chorée (danse de Saint-Guy), par *Récamier* et *Guersent*.

1839. MM. *Engel* et *Werthein*, médecins allemands, demandent au gouvernement français l'autorisation de fonder à Paris un dispensaire, pour y appliquer la méthode de Priessnitz. L'Académie de Médecine consultée s'oppose à l'autorisation, en alléguant *que l'Hydrothérapie n'ajoute rien aux connaissances médicales*, etc.

M. Wertheim applique sa méthode à l'hôpital Saint-Louis, dans le service de MM. *Gibert* et *Devergie*. Le conseil général des hôpitaux de Paris le remercie, en l'autorisant à continuer et à installer les appareils nécessaires.

1840. Le docteur *Baldou* va étudier à Grœfenberg la méthode de Priessnitz et revient fonder aux Thernes, près

Paris, le premier établissement d'Hydrothérapie qui ait existé en France.

1842. Le docteur *Scoutetten*, médecin militaire en chef à Strasbourg, est chargé par le ministre de la guerre d'aller étudier la méthode de Priessnitz à son berceau. Il visite toute l'Allemagne, Grœfenberg, la Prusse, la Belgique, constate partout les succès de l'Hydrothérapie, ses procédés, et les cas où elle est utile, et publie son *Traité d'Hgdrothérapie*, ou l'*eau au point de vue hygiénique et médical*. Il y est dit :

« Les faits existent, ils sont nombreux et se reproduisent chaque jour. Il faut que la science les étudie, et si elle leur reconnaît une valeur réelle, elle doit les défendre contre les attaques des incrédules ou des opposants intéressés. »

1842. Il est fondé à Pont-à-Mousson (Meurthe) deux établissements d'Hydrothérapie, où accourent en foule les malades de Nancy, Metz, Toul, Thionville, etc.

MM. les docteurs Baldou, Schedel, Lubansky et Vidard pnblient leurs traités d'Hydrothérapie.

De nouveaux établissements s'ouvrent.

Décidément le vent souffle partout à l'Hydrothérapie; cette faveur est due aux succès obtenus par son application aux maladies chroniques et à l'hygiène.

1852. M. le docteur *Fleury*, déjà cité, publie son *Traité pratique et raisonné de l'Hydrothérapie*, fruit d'études et d'observations remontant à 1837. Il y est prouvé que les procédés de l'Hydrothérapie sont tout à fait d'accord avec les principes de la médecine, et que par conséquent la méthode nouvelle est rationnelle et scientifique. Seulement il faut, comme toutes les méthodes, l'appliquer avec discernement, et non d'une manière exagérée et systématique, ou incomplète.

Aujourd'hui l'Hydrothérapie tend à devenir tout à fait usuelle.

D'heureux exemples, venus d'en haut, ont fait merveille à Paris : une foule de salles hydrothérapiques y ont été ouvertes au public. On vend même des appareils domestiques, avec lesquels on prend des douches chez soi au moyen d'une petite pompe à main et d'un baquet en caoutchouc. (Mais ceci est seulement pour conserver la santé; quand on est malade il faut aller dans un établissement, après avoir consulté un médecin *partisan de l'Hydrothérapie*).

Aujourd'hui, en France, une foule d'hommes marquants dans les carrières libérales, dans l'industrie, dans l'armée, dans les arts, etc., se font de l'Hydrothérapie une habitude quotidienne, et regardent cette habitude comme essentielle ou au moins fort utile à leur santé.

Les Thermes des Patriciens de Rome sont rétablis en

France avec de véritables salles hydrothérapiques... Mais les citations seraient ici indiscrètes.

En Angleterre, les douches et les bains froids sont devenus depuis longtemps une habitude hygiénique quotidienne dans la classe riche.

7.

L'HYDROTHÉRAPIE A RENNES.

En mars 1859, M. Marquet, industriel à Rennes, offrit au public les secours de l'Hydrothérapie. Ce fut un simple essai : quelques appareils essentiels furent seuls installés (avec l'approbation de M. le directeur de l'Ecole de Médecine de Rennes), et cependant il y eut d'éclatants et de nombreux triomphes, grâce aux soins de M. A..., baigneur intelligent et dévoué, bien instruit de cette pratique délicate par un long exercice dans l'établissement hydrothérapique de Lyon.

Pendant deux ans, 200 malades environ ont été traités chez M. Marquet, et les trois quarts à peu près ont été guéris.

Les maladies les plus fréquemment traitées, et aussi avec le plus de succès, ont été des sciatiques, des rhumatismes goutteux, des maladies de l'utérus et des fièvres.

Il y est venu autant de femmes que d'hommes et de tout âge (de 10 à 80 ans).

Voici les principaux cas de guérison :

1° M. du B...., Rennes, rue aux Foulons — 60 ans — couché depuis 3 mois avec de grandes douleurs dues à une *sciatique* — jambe gauche réduite à une maigreur excessive — a dû être apporté — avait essayé les vésicatoires, l'acétate de morphine, brûlures, etc.

Guérison complète en trois mois par sudation et douches matin et soir (1859, fin de l'hiver).

2° M. Le M..., médecin à Bazouges — 50 ans — à peu près dans la *même position* depuis longtemps, mais un peu moins malade — guéri en vingt jours — même traitement.

3° M. Lalouette, cultivateur à l'Hermitage — 26 ans — atteint d'une *sciatique* depuis 6 mois. — Quatre hommes l'ont apporté en proie à d'atroces douleurs, qui le faisaient se rouler par terre. Il n'avait pas dormi depuis 3 semaines. — L'étuve sèche l'a endormi au bout de quelques minutes, et il a fallu le réveiller malgré lui. La sueur et les douches l'ont immédiatement soulagé. Le troisième jour, il est allé à pied de la rue du Bourg-l'Évêque à la rue Vasselot (près de 2 kilom.). — Guérison complète en 15 jours.

4° M. T..., maître couvreur à Rennes — 48 ans — *sciatique* — guéri en 20 jours.

5° M. Gondard, peintre de Paris — 50 ans — *sciatique* très-douloureuse depuis 2 mois — apporté en chaise — le quatrième jour s'en est allé à pied sans trop de fatigue — guérison complète en 20 jours.

6° Mme Ch..., Rennes, rue aux Foulons — 30 à 35 ans — *sciatique* — a essayé inutilement des vésicatoires et des bains de mer. — Guérison complète en dix jours (20 séances).

7° Sœur M..., de Saint-Vincent-de-Paul, près le Thabor — 30 ans — *douleurs rhumatismales* générales — moyens ordinaires épuisés — malade depuis 18 mois — guérison complète en 40 jours (une séance par jour).

8° Mme D..., alors domiciliée à Fougères, aujourd'hui à Rennes, rue Saint-Melaine — 50 ans — malade depuis 7 ans d'une *hydarthrose*, avec douleur et gonflement au genou droit; ne pouvait marcher; avait épuisé les moyens ordinaires — guérison complète en 4 mois (une séance par jour, étuves et douches).

9° Mme G..., au bas des Lices, Rennes — 40 ans — *rhumatisme articulaire* au genou avec épanchement de synovie — souffrait beaucoup depuis longtemps et marchait difficilement — avait mis plusieurs vésicatoires — guérie en 3 mois.

10° M. L..., cultivateur, route de Fougères — 23 ans — *épanchement de synovie* au bras gauche depuis un mois, avec douleurs très-vives et le coude presque ankylosé — vésicatoires inutiles — guérison complète en un mois (douches de vapeur et douches froides).

11° Mme Sylvain, marchande de cidre, rue Basse, à Rennes, 30 ans — atteinte depuis très-longtemps d'un *rhumatisme goutteux* général, avec douleurs très-vives — apportée sur une voiture à bras — a fait beaucoup de remèdes inutiles — 24 bains russes lui ont permis de reprendre ses occupations.

12° M. R..., rue de la Monnaie, Rennes — 72 ans — atteint d'un *lumbago* depuis quelques jours — pouvait à peine se tenir debout; grandes douleurs — guéri en 4 jours par des bains russes.

13° M. F..., maître d'hôtel à Mordelles — 40 ans — *rhumatisme goutteux* général, grandes douleurs, marche très-difficile depuis longtemps — 15 bains russes lui ont procuré un grand soulagement — il est guéri aujourd'hui.

14° M. M..., capitaine du génie, attaché à l'état-major de Paris — 30 ans — *fièvre rebelle d'Afrique* depuis 18 mois. Extrême maigreur — guéri en un mois (douches générales en pluie, douches en jet sur la région de la rate.

15° Mlle P..., rue du Pré-Botté, Rennes — 10 ans — *danse de Saint-Guy* depuis plusieurs mois — guérie en cinq semaines (douches).

16° M. M..., rentier, rue aux Foulons, Rennes — 45 ans — perclus de *rhumatismes*, incapable de se mouvoir — guérison complète en 6 semaines (traitement varié).

17° M. G..., adjudant au 14e d'artillerie — 30 ans — est rentré de Crimée en France avec un *rhumatisme goutteux* général et de grandes douleurs. Est resté deux mois au lit sans pouvoir bouger — guéri en deux mois (étuve sèche et douches).

18° M. P..., officier supérieur d'artillerie à Rennes — 65 ans — a rapporté de Crimée une *fièvre rebelle*, revenant tous les cinq jours, avec une foule de petites taches rouges — guéri en deux mois (douches seules).

19° Le sieur Lebugle, cantonnier, rue Saint-Melaine, à Rennes — 40 ans — est arrivé soutenu par deux personnes. Ses jambes étaient vacillantes et sans aucune fermeté ; il sentait des fourmillements dans tout le corps, surtout aux membres inférieurs, et de grandes douleurs aux reins, où il lui semblait être fortement serré par un cordon. Enfin il urinait difficilement et rejetait seulement quelques gouttes à la fois à des intervalles éloignés. — Telle était sa position depuis dix-huit mois. — Son traitement hydrothérapique a consisté à prendre, le matin, une sudation suivie d'une douche, et, le soir, une douche seule. — Au bout d'un mois, il a éprouvé de l'amélioration, et au bout de six mois un mieux très-sensible. Alors il a cessé le traitement et est resté sans travailler. Au bout d'un an il a repris son service, qu'il continue aujourd'hui.

20° M. P..., journaliste, à Rennes, (écrivait dans *Le Progrès*) — 35 ans — *engorgement du foie* assez ancien, gonflement du ventre et des jambes, suffocation par la moindre marche, peu de sommeil et d'appétit. Teint jaune, trouble des yeux. — Guéri en 36 jours — 1859.

En avril 1861, la ville de Rennes a été enfin dotée d'un établissement d'Hydrothérapie complet, confortable, et digne de la métropole armoricaine. L'honorable fondateur auquel le pays doit ce bienfait n'a rien négligé pour remplir toutes les conditions voulues. — Son établissement a été disposé dans tous ses détails par un de nos meilleurs architectes, qui auparavant s'est rendu tout exprès à Paris pour étudier à fond le célèbre établissement Hydrothérapique des Néothermes. — Nous avons à Rennes tout ce qui est nécessaire à l'Hydrothérapie, et même au-delà. Enfin, l'ancien et excellent baigneur de M. Marquet est aujourd'hui l'âme de l'établissement nouveau et continue d'appliquer l'Hydrothérapie à Rennes avec un succès croissant. Il est aidé par sa femme, qui le seconde à merveille.

Pendant les dix premiers mois, plus de 1,800 personnes ont fréquenté l'établissement, et, au temps des chaleurs, il y est venu environ 40 personnes par jour prendre de simples douches, par agrément et pour se fortifier à la fois.

On trouve dans l'établissement :

Deux cabinets de *sudation* ou *étuve sèche* — un appareil dans chaque cabinet;

Un cabinet de *bain russe*, ou bain de vapeur suivi de douches — 5 appareils pour usages divers;

Un cabinet pour *bain de siége à eau courante* et douches *ascendantes* ou *injectantes* — 3 appareils;

Une salle d'Hydrothérapie — 9 appareils. (*Piscine et douches puissantes très-diverses*).

En tout 18 appareils : sans compter les draps mouillés et autres détails moins importants;

Deux cabinets de toilette;

Deux salons d'attente;

Six chambres pour recevoir des pensionnaires;

Le tout constamment chauffé l'hiver par un calorifère spécial situé au rez-de-chaussée.

Grâce à la générosité du propriétaire, les indigents sont traités gratis ou à prix réduit. Deux cabinets ont été disposés pour eux au rez-de-chaussée.

Enfin un charmant jardin précède la maison. — Un puits de 18 mètres environ y a été creusé : il contient plus de 120,000 litres ; son eau, un peu ferrugineuse, est à douze degrés centigrades en toute saison. Aussi, quand on ouvre le puits par un temps froid, il en sort des vapeurs épaisses, comme d'une eau thermale.

Une machine à vapeur élève tous les jours l'eau de ce puits dans un réservoir situé à environ 30 pieds au-dessus des appareils, et d'une contenance de 8,000 litres ; l'eau en descend avec la force nécessaire pour agir utilement. — Deux autres réservoirs beaucoup moins grands contiennent de l'eau chaude : dans l'un de ces réservoirs l'eau est pure, dans l'autre elle est rendue sulfureuse ou minérale à volonté. La vapeur va échauffer l'eau dans ces réservoirs à l'aide de serpentins.

La quantité d'eau versée par les douches à l'établissement Hydrothérapique de Rennes est la suivante :

Douche moyenne, 100 litres par minute.

Douche forte.... 200 —

Douche en nappe 300 —

Douche en cercle 300 —

Comment réaliser chez soi de pareils moyens d'action? Comment s'y procurer une pluie artificielle aussi abondante, aussi forte et aussi froide à la fois? Comment y prendre des bains de vapeur? — Aussi n'est-il rien de tel, en fait d'Hydrothérapie, que de profiter des avantages offerts par un établissement bien organisé, et ceux qui en ont fait *sérieusement* l'expérience y retournent-ils toujours avec une satisfaction nouvelle.

Voici les principaux cas de guérison obtenus dans le nouvel établissement Hydrothérapique de Rennes, sur les prescriptions de MM. les Médecins de cette ville et de divers autres pays :

1° M. Bigarré, vétérinaire à Plélan — 40 ans — perclus de *goutte* : Apporté en voiture : Marchant à peine avec des béquilles — est reparti bien portant au bout de quinze jours — (étuve et douches.)

2° M. Leg..., conducteur de diligences à Rennes — 60 ans — *goutteux*. Incapable de bouger. Porté dans le bain russe — en vingt jours a pu se tenir debout — en 3 mois a pu reprendre son service — était malade depuis près de deux ans — ne fait rien aujourd'hui et marche avec peine, mais ne souffre plus.

3° M. J..., rue de la Monnaie, Rennes — 45 ans — *lumbago* récent — guéri en deux jours.

4° M. Percet, fermier à Bréal — 35 ans — *rhumatisme goutteux* général et ancien — douleurs modérées. Pouvait marcher un peu, était gêné aussi des bras, de la tête et des reins. Deux mois de traitement l'ont parfaitement guéri (un bain russe par jour).

5° M. F..., employé au chemin de fer — 30 ans — atteint depuis très-longtemps d'une *anémie*, avec épuisement, amaigrissement, station difficile, faiblesse générale. Un mois de douches a amélioré son état. — Il a été complètement guéri au bout de trois mois de traitement.

6° M. Au..., capitaine retraité à Rennes — 50 ans — *fièvre intermittente* depuis 6 mois, qui avait résisté au sulfate de quinine et au quinquina — guéri en six semaines.

7° M. Ch..., employé des domaines — 23 ans — *fièvre quarte* depuis plusieurs mois, qui avait résisté à toutes sortes de moyens curatifs — guéri en un mois.

8° Mlle Th..., alors au chemin de fer à Rennes — 9 ans — *danse de Saint-Guy* (chorée) depuis 3 mois, guérie en trois semaines (douches en pluie et en jet).

9° M. D..., — 30 ans — *épileptique* depuis plusieurs années — avait épuisé les moyens ordinaires de traitement — M. D... a pris une douche par jour, pendant 19 mois. A la fin du 8e mois il s'est trouvé beaucoup mieux. A partir du 14e mois, ses attaques ont disparu, sans retour.

10° M. C..., place du Champ-Jacquet, Rennes — 35 ans — entorse au genou depuis plusieurs mois. Engorgement considérable, et demi-ankylose. — Guéri en un mois de douches.

11° M. de S..., officier de la garnison, à Rennes — 35 à 40 ans — *névralgie* au front, très-douloureuse et continuelle depuis plusieurs jours. Pas de sommeil — guéri par 8 douches.

12° M. M..., place du Champ-Jacquet, Rennes — 45 ans — *névralgie* aux jambes depuis plus de 6 semaines à la suite de la petite vérole. Était sans sommeil depuis 35 jours — avait épuisé la médecine — guéri en six semaines par les bains russes.

13° Mlle M..., servante, place Saint-Germain — 36 ans — *gastralgie*, ou maux d'estomac, depuis fort longtemps, a employé tous les moyens sans succès — guérie en deux mois par les douches.

14° Mme M..., au bas des places, Rennes — 33 ans — *inflammation d'intestins*. Très-malade, désespérée, avait la mort sur la figure — guérison complète en six semaines (étuve sèche et douches).

15° M. R..., rentier, rue d'Antrain — 72 ans — *sciatique* très-douloureuse depuis quelque temps. Ne pouvait marcher — guéri en 2 mois par les bains russes.

16° Mlle R..., de Lamballe — 22 ans — *hydarthrose*. Couchée depuis sept mois, sans mouvement, avec de grandes douleurs. — Après la cinquième douche, elle a quitté ses béquilles — aujourd'hui elle est complètement guérie.

17° M. Ad. R..., de Montfort, entrepreneur de chemins de fer — 42 ans — *névralgie* rebelle à tout le côté gauche du corps depuis 4 mois. Douleurs atroces. — Ne pouvait travailler ni même causer. N'avait pas de position, était comme fou. — Sa maladie a résisté à tous les traitements les plus énergiques. — Guérison complète en trois semaines.

18° Mlle Maria, servante, rue de la Monnaie — 23 ans — prise tout à coup d'un *rhumatisme* aigu dans les reins. Le lendemain, tous les membres étaient atteints de douleurs très-vives. — Le premier jour du traitement, une grande amélioration a eu lieu. En quatre jours, guérison, qui ne s'est pas démentie.

19° M. Ha..., de Saint-Malo, capitaine marin — 44 ans — *sciatique* remontant à plusieurs mois et empirant de plus en plus. Est venu tout courbé sur le côté malade, et en Z, à la façon de Scarron — a d'abord souffert du traitement. Au bout de 25 jours, amélioration notable. En 38 jours, guérison presque complète — a continué de prendre des douches à Saint-Malo, où il a terminé sa guérison. (Déjà cité.)

J'ai su que M. Ha..., pour achever complètement de se guérir, a pris à Terre-Neuve de fortes douches d'eau de mer, pour lesquelles il fallait casser la glace.

20° M. Morin, charpentier à Betton — 46 ans — *rhumatisme goutteux* depuis un mois. Était couché depuis 8 jours sans pouvoir bouger, avec de grandes douleurs. A été apporté en charrette. — 8 jours de traitement (étuve sèche et douches) lui ont permis d'aller à pied à Betton et d'en revenir le lendemain. Au bout de quinze jours, guérison presque complète. N'a pas voulu rester davantage. (Déjà cité.)

21° M. G..., employé des droits réunis à Plélan — 45 ans — *coup de fouet* dans un mollet, survenu en sautant — marchait à peine, et souffrait du genou à la cheville — guérison complète en 23 jours (douches de vapeur et en jet.)

22° M. G..., propriétaire à Rennes, — 50 ans environ — *genou fracassé* par une chute. Menacé d'amputation. Resté 3 mois au lit. Béquilles pendant 10 mois. 5 ans de souffrances et de visites aux eaux thermales les plus célèbres. Genou tourné en dedans, gonflé, ne pouvant agir sans craquement — 10 mois de traitement l'ont mis en état de chasser autant qu'il lui plait, sans autre inconvénient qu'un peu de fatigue au genou le soir; et M. G... dissipe instantanément cette fatigue au moyen d'une douche ou d'une affusion d'eau froide, soit sur le genou seul, soit sur tout le corps.

23° Mlle V..., rue Impériale — 11 ans — *scarlatine* au 7e ou 8e jour : état désespéré; presque morte : le délire était même passé. — En présence et sur l'avis de deux médecins, elle a été enveloppée, à des intervalles rapprochés, de draps mouillés d'eau froide et tordus.

En 9 heures, elle a été rendue à la vie et tirée de danger. L'amélioration a continué ensuite d'elle-même avec les secours ordinaires de la médecine, et la guérison a été aussi prompte qu'heureuse.

24° M. Au..., de Rennes — 15 à 16 ans — éprouvait depuis fort longtemps des *douleurs de tête* qui avaient arrêté ses études. — Sept douches ont suffi pour le guérir.

25° Mlle de M..., de Laval — 26 ans — *rhumatisme articulaire* ancien. Ne pouvait écrire depuis 2 ans — en voie de guérison. Peut écrire aujourd'hui 10 pages sans la moindre fatigue et faire une lieue et demie à pied.

26° M. Ch..., employé du chemin de fer, alors à Rennes — 30 et quelques années. — *Insensibilité* du bras droit et de la jambe droite, depuis 3 ans, avec conservation du mouvement et de la force. — Douches générales, avec jet puissant sur la colonne vertébrale et les membres droits — deux mois de ce traitement ont presque guéri son bras droit et amélioré sa jambe. M. Champion ayant eu son changement n'a pu continuer l'Hydrothérapie à Rennes.

27° M. de L..., de Rennes — 45 ans — *épanchement de synovie* au genou gauche depuis un mois — guérison complète après un mois de sudations et douches.

28° M. J..., économe, près le Thabor — 62 ans — *sciatique* depuis un mois environ — guéri en un mois.

29° M. de La..., rue de Fougères — 55 à 60 ans — atteint depuis quelque temps d'une *névralgie* à la jambe — guéri en quinze jours.

30° Mme A..., boulevard du Champ-Dolent—26 ans— atteinte depuis 15 jours d'une *entérite* ou inflammation des intestins qui avait résisté aux sangsues, cataplasmes, etc. — guérie en 10 ou 12 jours (bains russes, douches générales, puis en jet sur le bas-ventre; eau froide pour tisane.)

31° Mlle M .., de Saint-Malo — 22 ans. — *Névralgie* violente et ancienne à la jambe droite. Ni sommeil, ni repos, ni locomotion. 8,000 fr. dépensés en vain pour se guérir, à Paris et aux eaux minérales. — Arrivée avec des béquilles, la jambe labourée par les moxas et autres empreintes de feu. Après 4 mois de sudations et de douches, Mlle M... a pu faire d'assez longues promenades. Alors elle est retournée à Saint-Malo pour la noce de son frère et a dansé trois jours de suite; cet excès l'ayant un peu fatiguée, elle est revenue continuer l'hydrothérapie pour affermir sa guérison. — Ses 4 mois de traitement à Rennes lui ont coûté environ 250 fr.

32° Mme B..., route de Saint-Malo, 42 ans. — *Gastralgie* et irritation de la peau avec boutons. — Guérie en deux mois et demi (étuve sèche et douches, une séance par jour).

33° Mlle G..., factrice, 25 ans. — *Articulations* gonflées et douloureuses avec la jaunisse. Au lit depuis 10 mois, malgré des soins assidus. — *Guérison complète en dix séances d'Hydrothérapie.* — Cette demoiselle fut envoyée par la personne qui précède et vint en chaise à porteurs.

34° Mlle H..., déjà citée (de Saint-Malo, 18 ans, paralysie partielle depuis 10 mois). N'ayant pu bien continuer ses douches à Saint-Malo, est revenue à Rennes pour consolider sa guérison. Cette demoiselle arriva sans mouvement, sans voix et les yeux fermés. Deux mois après, la transformation était complète, et j'admirais tous les jours son animation, sa gaieté et sa vigueur.

35° Mlle Céline Guyet, de Domagné, près Châteaubourg, — 23 ans. — Rhumatisme aigu général depuis trois mois — elle avait eu cette maladie plusieurs fois depuis l'âge de dix ans, mais avec beaucoup moins d'intensité. — Douleurs vives, pas de sommeil. — 10 bains russes l'ont guérie complètement. L'amélioration a commencé dès la troisième séance.

36° Mlle Victoire Choisé, lingère, de Saint-Malo — de 36 à 40 ans. — Rhumatisme articulaire très-douloureux depuis 14 mois; avait les jambes et le bras droit repliés et incapables de s'allonger. Presque plus de sommeil. La marche impossible. Ne pouvait rester couchée que quelques instants. Était obligée de changer sans cesse de position. — Sudation et douche deux fois le jour pendant trois mois. — Lors de son départ, elle faisait de longues promenades avec une béquille. Elle a quitté Rennes pour aller prendre des bains de mer à Saint-Malo, où son amélioration continue.

37° M. B..., capitaine au long cours, de Cancale — 40 ans — rhumatisme goutteux aux pieds, aux genoux, aux épaules et aux mains — gardait le lit et souffrait depuis assez longtemps. — Deux mois de sudations et de douches générales, matin et soir, l'ont mis en état de reprendre la navigation.

38° Mme B..., de Mortain (Manche) — 23 ans — *Etat lors de son entrée* : (été 1862) soif inextinguible, nuit et jour; buvait jusqu'à 60 verres en 24 heures; fièvre ardente; la marche très-fatigante et causant l'oppression, surtout en montant un escalier; la salive sèche et pareille à du blanc d'œuf battu; l'urine excessive; la transpiration nulle; la peau sèche, rude et brûlante. — Cet état remonte à 15 mois. C'est le *diabète non sucré*. — Traitement : 2 mois de bains russes. — *État au départ* : soif ordinaire; la fièvre à peu près calmée; la marche très-facile; la salive beaucoup moins épaisse; l'urine bien diminuée; la transpiration à moitié rétablie; la peau redevenue souple et fraîche, enfin une amélioration extrêmement considérable. — Mme B... est partie après ce résultat, enchantée d'un tel succès. Aujourd'hui, elle continue chez elle le traitement hydrothérapique pour tâcher d'achever ainsi sa guérison : mais elle aurait dû continuer quelque temps encore à faire de l'Hydrothérapie sérieuse.

Beaucoup de malades se contentent d'une grande amélioration, au lieu de continuer le traitement; de là des rechutes et des reproches à l'Hydrothérapie.

Un jeune homme de Redon a été presque guéri en *cinq jours* d'une forte gastrite qu'il avait depuis 2 ans, et n'est pas revenu.

Un ouvrier de Rennes, très-jeune, rue Basse-Baudrairie, souffrait depuis deux ans d'une chute sur le genou, négligée. Au bout de huit jours de traitement, il s'est trouvé si bien qu'il n'a pas voulu continuer.

Plusieurs *femmes enceintes* ont suivi le traitement sans aucune gêne et avec succès. L'une, de Rennes, a été guérie en 15 jours d'une sorte de cachexie rebelle (malaise général, insomnie, mauvaise digestion, etc.) — Une autre, de Dinan, sur la fin de sa grossesse, avait une névralgie; une troisième, de Fougères, avait un mal de jambe.

Deux personnes atteintes des hémorrhoïdes, se sont guéries ou beaucoup soulagées au moyen de deux séances par jour de douches générales et locales.

Deux mots encore pour terminer et *couronner* cet ensemble d'observations, qui forme sans doute la partie la plus éloquente de ce livre.

Le fait suivant m'a été raconté plusieurs fois par l'acteur lui-même :

M. X..., avoué à Rennes, était depuis plusieurs mois fort gêné par des étourdissements, suffocations, chaleurs, faiblesses, etc. Ne pouvant se rétablir par les moyens ordinaires, il se décide à employer l'Hydrothérapie, sur sa renommée, et se rend dans un établissement de Paris (les bains Vigier du Pont-Neuf). Là il demande le traitement complet. Sueurs, douches, draps mouillés, frictions, massage, flagellations, il reçoit tout : avec un entr'acte pour manger. Au bout de deux heures, il se trouve parfaitement rétabli.

Le bain russe est, comme on sait, un cabinet plein de vapeur aqueuse très-chaude. On y reste environ vingt minutes pour s'échauffer, suer et recevoir des douches. — Or, le baigneur entre dans ce cabinet à chaque instant pour y donner ses soins. En sortant de cette chaude et humide étuve, il passe sans transition dans un air beaucoup moins chaud, et ces passages brusques d'entrée et de sortie ont lieu pour lui plus de cinquante fois par jour. — Aussi le bain russe, qui guérit les malades, donne-t-il des bronchites au baigneur; mais, par une vertu singulière, ce bain guérit le mal qu'il a causé indirectement. C'est ainsi que **M. A...**, qui applique si bien l'hydrothérapie à l'établissement de Rennes, s'est guéri lui-même de plusieurs bronchites ou catarrhes pulmonaires, au moyen du bain de vapeur et de la douche froide. Il s'est même trouvé mieux de la seule douche froide pour guérir la bronchite la plus intense et la plus opiniâtre qu'il ait gagnée en donnant ses soins multipliés. Il avait la poitrine brûlante, des quintes de toux répétées, interminables, sèches, et plus fréquentes encore la nuit; pas de sommeil. — Quinze jours de bains russes furent cette fois sans résultat. Il prit alors la douche seule et fut aussitôt soulagé. Dès en recevant cette pluie froide, il sentait un grand bien-être. Il a pris ainsi jusqu'à trois douches par jour, en sortant du bain russe et pendant ses accès de toux. La douche arrêtait la toux de suite, bien loin de l'augmenter ou même de la provoquer. Encore quinze jours de ce régime l'ont parfaitement guéri. — Quelquefois il lui a suffi de deux ou trois bains russes pour dissiper sa bronchite. — Au début de la maladie, un seul bain russe peut la guérir. (V. 10. *Effets curatifs*. Bronchite.)

L'Hydrothérapie au Croisic.

Depuis quelques années, un vaste et bel établissement de bains de mer s'est élevé sur les bords de l'Océan, près la petite ville du Croisic, grâce au zèle d'un homme intelligent et riche. Un médecin de Paris y vient diriger les malades pendant la belle saison, et obtient de remarquables succès. Cet établissement, qui offre beaucoup d'agrément et de confortable, renferme une hydrothérapie marine complète. Il y a surtout une magnifique piscine, où la marée pénètre, et qui pourrait supprimer les inconvénients des bains de mer ordinaires, en offrant leurs principaux avantages : c'est un bassin de 30 pas de long sur 12 de large, et profond de plus de 2 mètres, encadré d'une bordure de marbre du plus bel effet.

J'ai entendu dire beaucoup de bien de l'établissement des bains de mer du Croisic par les habitants de la ville et par les baigneurs. On m'a cité des guérisons importantes, notamment de maladies nerveuses chroniques, de rhumatismes anciens, de congestion de la moëlle épinière, cette terrible maladie qui frappe les membres inférieurs d'une incapacité et d'un trouble si déplorables.

Je tiens du médecin de l'établissement que l'eau de mer est bien plus excitante et plus tonique que l'eau douce, mais qu'elle ne convient pas pour les lésions organiques; qu'elle est très-bonne pour stimuler les grandes fonctions, et qu'enfin les bains de mer sont très-fortifiants, si on les prend très-courts et avec les précautions que j'ai indiquées plus loin. (Voir 9. *Pratique*, bains de mer.)

On prend dans l'établissement du Croisic des bains avec les eaux grasses provenant des salines du pays. Ce liquide, auquel on donne le nom d'*eau-mère*, est d'une couleur fauve, onctueux au toucher; il a l'odeur de plantes marines, une saveur mordicante et très-salée. Comparé à l'eau distillée, sa densité est de 1,2075; il pèse 25 degrés à l'aréomètre de Beaumé. — Les eaux-mères, administrées en bains, réussissent merveilleusement dans le traitement des glandes lymphatiques, et dans tous les engorgements chroniques, nés sous l'influence d'une constitution scrofuleuse. Ils conviennent surtout aux enfants *noués*, et à ceux dont la croissance s'effectue difficilement. — Les douches d'eau de mer chaude, qu'on trouve également dans l'établissement du Croisic, aident beaucoup à la guérison des articulations engorgées.

Quant au Croisic, c'est une jolie petite ville d'environ 2,000 habitants, blanche et bien bâtie, qui doit sa prospérité au commerce du sel et à la pêche de la sardine. Elle est située sur le bord d'une presqu'île, où l'on arrive à travers de vastes marais salants. L'air et la mer y brillent par leur mérite (et j'en pourrais dire autant de la population); c'est que le pays est pur de tout marécage, les grèves sablonneuses et sans vase, la ville propre et sans remparts; puis aucun cours d'eau n'y trouble la limpidité de la mer et n'en diminue la salure naturelle. On y trouve enfin de fort agréables distractions, grâce à l'affluence considérable et choisie qui s'y presse en été, à la présence et au mouvement des navires, surtout des bateaux de pêche, aux excursions à faire en bateau et en voiture, aux promenades, qni offrent des panoramas superbes, aux travaux, aux mœurs et aux costumes de la population des environs.

THÉORIE.

La santé est un état de bien-être dû au libre accomplissement des fonctions nécessaires à la vie.

Elle résulte d'une *action vitale* imprimant aux organes leur jeu régulier.

Cette *action vitale* est l'agent mystérieux qui donne l'existence, qui l'entretient et qui guérit les maladies.

C'est par elle que l'estomac et les intestins digèrent; que les glandes font leurs sucs; que l'essence des aliments est portée dans le sang; que le sang circule; qu'il va dans les poumons *emprunter* à l'air un principe régénérateur (l'*oxygène*) et se *dépouiller* de principes mauvais (l'acide carbonique, la vapeur d'eau, etc.); que le sang *régénéré* s'élance du cœur vers toutes les parties du corps par des tuyaux élastiques (*les artères*) qui se divisent et se rapetissent de plus en plus. — Bientôt les artères deviennent plus fins que des cheveux. Alors on les appelle vaisseaux *capillaires*. — Ces petits vaisseaux ou tuyaux, qu'on ne voit qu'au microscope, pénètrent partout en formant un réseau universel imperceptible; aussi la moindre piqûre nous fait saigner; le réseau capillaire existe même dans les os. — C'est *le foyer même de la vie* : en effet,

C'est dans les capillaires que le *sang* remplit ses fonctions, savoir :

1° L'*absorption* : ou passage du sang à travers le tissu des organes;

2° L'*excitation* : qu'il imprime à la vitalité des tissus;

3° L'*élimination* des particules organiques vieillies : sorte de nettoyage de la substance même du corps;

4° La *nutrition* : remplacement des particules vieillies par des particules neuves;

5° La *production de chaleur* : due aux combinaisons chimiques par lesquelles l'oxygène du sang purifie la substance des organes;

6° La *sécrétion* : production aux dépens du sang et par un organe spécial de liquides nécessaires à la vie ou de résidus à expulser. — Il faut joindre à la sécrétion une fonction du même ordre, l'*exhalation*, fonction de la plus haute importance aussi et consistant dans la simple expulsion de résidus sortis du sang.

Les six opérations qui précèdent sont essentielles à la santé, et c'est le sang qui les accomplit dans les mailles subtiles du réseau capillaire.

Il est donc de la plus grande importance *que le sang circule dans les capillaires avec l'activité convenable, ni trop vite ni trop lentement, et qu'il n'y stagne pas.*

Une circulation trop active produit la fièvre, l'excès de chaleur, etc.

Une circulation trop lente produit la faiblesse, le froid, une extrême sensibilité, etc...

Or, les faits prouvent que :

1° *L'application progressive et prolongée de l'eau froide diminue la circulation capillaire;*

2° *L'application brusque et courte de l'eau froide est suivie d'une réaction qui stimule et active la circulation capillaire.*

Voilà donc deux actions, puissantes et *opposées*, que l'eau froide peut exercer sur six fonctions vitales essentielles, par son influence directe ou indirecte sur la circulation du sang.

Continuons de suivre le cours du sang, ce *fleuve de la vie.*

Quand le sang a joué son rôle dans les capillaires, il a perdu son *oxygène*, principe de chaleur et d'élimination; — il a perdu aussi ses éléments nutritifs; — il est chargé de particules impures. — Enfin il était *sang artériel* et il est devenu *sang veineux.*

Alors il passe dans les *veines,* qui sont comme les égouts du corps : — c'est dans une grosse veine, près du cœur, qu'est versée l'essence des aliments, ou *chyle,* liqueur blanche produite par la digestion, et puisée dans les intestins par une foule de petits tuyaux aspirateurs, dits *vaisseaux chylifères,* comparables aux racines des plantes.

Le sang est ramené au cœur par les veines; il est poussé par le cœur dans les poumons : là il se régénère en exhalant ses principes impurs et en absorbant l'oxygène respiré. Cet double opération se fait au travers d'une membrane délicate et animée de facultés spéciales.

Les poumons renvoient au cœur le sang vivifié, redevenu rouge et *artériel.* Enfin, le cœur lance cette fois *le sang pur* vers le réseau capillaire universel, au moyen des *artères* (autre espèce de tuyaux membraneux.)

Toutes les fonctions de nos organes sont dues à l'influence de *la vitalité* — (*action vitale, principe de la vie*).

La *vitalité* rayonne des *centres nerveux* vers toutes les parties du corps.

Ce courant vital mystérieux s'appelle *innervation* et les *nerfs* en sont les conducteurs.

Les nerfs sont des petits cordons blancs et mous qui

partent du cerveau, du cervelet et de la moëlle épinière — (ou centres nerveux), — et vont se ramifier en tous sens dans la substance des organes, même les plus éloignés.

Il y a des nerfs spéciaux pour donner *le mouvement*, — d'autres pour *la sensibilité*, — et une troisième espèce de nerfs nous donne la simple *vie organique* ou *végétative*, c'est-à-dire nous fait vivre seulement à la manière des plantes.

Les nerfs du mouvement et de la sensibilité s'appellent *nerfs de la vie animale*, ou *de la vie de relation*, parce qu'ils nous permettent de connaître et de saisir les objets qui nous entourent — comme les animaux le font eux-mêmes, et souvent mieux que l'homme.

Les *nerfs de la vie organique* ou *végétative* sont ceux qui déterminent la digestion, la respiration, la circulation, l'exhalation, l'absorption, les sécrétions et la nutrition. — Ces nerfs entretiennent la vitalité propre à chaque organe, à chaque tissu, et donnent aux vaisseaux capillaires leur *contractilité* ou élasticité : propriété importante qui permet à ces imperceptibles vaisseaux, ou tuyaux, de résister à la pression du sang et d'aider à sa circulation en le pressant lui-même.

Mais c'est *le sang* qui alimente et anime les centres nerveux, ces foyers ou laboratoires de l'innervation; dès qu'il n'y arrive plus, la vie cesse. Le sang est donc en nous l'*agent principal, d'où dépendent tous les autres.*

L'*innervation*, ou action des nerfs, est, comme *la circulation capillaire* du sang, fortement influencée par l'application de l'eau froide.

Ainsi :

1° *L'application progressive et prolongée de l'eau froide diminue l'innervation;*

2° *L'application brusque et courte de l'eau froide est suivie d'une réaction qui excite l'innervation;*

En résumé :

1° *L'application progressive et prolongée de l'eau froide diminue la circulation capillaire et l'innervation;*

2° *L'application brusque et courte de l'eau froide est suivie d'une réaction qui augmente la circulation capillaire et l'innervation.*

Tels sont les deux principes fondamentaux, les deux lois simples, mais fécondes, que l'Hydrothérapie contemporaine a si bien su apprécier et dont elle fait tous les jours des applications si variées et si heureuses, comme on va le voir bientôt. — Indiquons de suite le double point de vue de ces applications :

L'Hydrothérapie utilise au profit de la santé les deux

principes ou lois qui précèdent, en appliquant l'eau froide de deux manières principales, suivant l'état de santé qu'elle est appelée à modifier.

S'il y a *excès* de circulation ou d'innervation, l'Hydrothérapie se sert de la première loi, c'est-à-dire fait des *applications progressives et prolongées* d'eau froide, et celle-ci est alors *calmante*.

Si, au contraire, il y a *insuffisance* de circulation ou d'innervation, l'Hydrothérapie se sert de la seconde loi, c'est-à-dire fait des *applications courtes et brusques* d'eau froide, et celle-ci est alors *excitante*. — C'est l'*Hydrothérapie* proprement dite.

L'eau froide peut s'appliquer sur toute la peau et sur les membranes muqueuses qui tapissent les cavités ouvertes ou accessibles, telles que le nez, l'oreille externe, l'intérieur des paupières, la bouche, l'estomac, le rectum, etc. — Elle exerce partout les mêmes effets.

L'eau froide a l'avantage d'impressionner la surface de la peau seulement, sans y pénétrer, et de ne produire ainsi qu'*un froid superficiel*. — L'air froid, au contraire, est nuisible comme réfrigérant, parce que sa nature plus subtile lui permet de pénétrer dans l'intérieur de la peau et de produire ainsi *un froid profond*. — Il est donc fort différent de soumettre le corps nu *à l'air froid* ou *à l'eau froide*. — Puis le contact de l'air irrite les plaies et inflammations, tandis que l'eau froide ne leur fait que du bien.

L'*eau froide* est l'agent le plus efficace de l'Hydrothérapie; — *la chaleur* et *la sueur* viennent ensuite.

La chaleur provoque l'afflux du sang dans les capillaires superficiels, — rend moins pénible l'impression première de l'eau froide, — et peut, dans certains cas, suppléer ou favoriser la réaction.

La sueur n'est qu'une grande transpiration. — Or, la *transpiration* est une des fonctions les plus importantes : son défaut produit un trouble considérable et universel, tandis que son excès nous affaiblit. — Les principales fonctions de l'organisme sont étroitement liées à la transpiration. Elle est ordinairement *insensible*, et son but est d'expulser de notre corps des substances qui nous rendraient malades si elles y restaient. Sa quantité moyenne est de 1 à 2 kilogr. par vingt-quatre heures.

La sueur provoque l'absorption : c'est ainsi qu'elle tend indirectement à faire disparaître les liquides épanchés à l'intérieur et à diminuer les productions morbides. — Des sueurs répétées développent ou rétablissent la transpiration régulière — et purgent le sang de matières impures.

Enfin l'Hydrothérapie emploie ensemble l'*eau froide, la chaleur et la sueur.*

L'application brusque et courte de l'eau froide sur tout le corps *chaud* ou *même en sueur* a les avantages suivants :

1° D'abord elle ne fait aucun mal : c'est là une vérité remise en lumière depuis plus de trente ans par des milliers d'observations constamment infaillibles. Il faut seulement éviter le froid ensuite ;

2° La chaleur de la peau rend la première impression de l'eau froide beaucoup moins vive ;

3° L'application de l'eau froide fait succéder le bien-être à la gêne d'avoir très-chaud et d'être en sueur ;

4° On est ensuite bien moins sensible à l'air froid que si on s'était borné à s'échauffer et à se faire suer : — c'est tout le contraire du bain chaud, après lequel on est si frileux ;

5° L'eau froide rend la force enlevée par la sueur et permet ainsi de suer beaucoup, sans épuisement, et sans fatigue pour la peau.

6° Enfin si la peau est échauffée et même en sueur au moment de l'application brusque et courte de l'eau froide, la *réaction* superficielle est ensuite bien mieux assurée : or cette *réaction* est la base du succès pour l'Hydrothérapie excitante.

Ce qui précède fait connaître sommairement les lois physiologiques qui servent de base à l'Hydrothérapie, et dont l'application lui permet d'obtenir des résultats si variés, savoir :

1° De supprimer ou diminer les inflammations — c'est la *médication antiphlogistique.* — Une application progressive et prolongée d'eau froide sur la partie enflammée en éloigne l'afflux excessif de sang qui produit l'inflammation. Ce moyen est excellent contre les inflammations superficielles ou très-peu profondes (1).

2° D'arrêter les hémorragies — c'est la *médication hémostatique* — même moyen ;

3° De modérer l'action excessive d'un organe, de calmer les douleurs — c'est la *médication sédative et hyposthénisante* — Le moyen précédent y réussit en diminuant la vitalité de la partie malade ;

4° D'augmenter la force peu à peu et d'une manière durable — c'est la *médication reconstitutive et tonique.* — Cet effet s'obtient par les douches et autres applications d'eau froide brusques et courtes, qui activent graduellement une circulation trop lente et réveillent peu à peu la vitalité assoupie.

(1) L'Hydrothérapie a été appliquée avec succès au traitement des phlegmasies les plus graves, telles que la méningite, la péritonite, l'ophthalmie purulente, la pneumonie, etc.

(Note de M. le docteur Fleury).

5° De rendre l'action des organes plus vive et plus prompte, — en y faisant circuler le sang, qui porte avec lui la vie, et en y appelant aussi l'innervation, — au moyen des douches et autres applications excitantes de l'eau froide. — C'est la *médication excitatrice*;

6° De détourner la cause d'un mal vers une autre partie moins importante et en bonne santé, — en attirant vers cette partie le sang et la vitalité qui sont en excès dans la partie malade. — C'est la *médication révulsive*. — On a vu que la circulation capillaire et l'innervation sont augmentées partout où il est fait des applications brusques et courtes d'eau froide; on peut donc ainsi détourner le sang et l'action nerveuse d'un point sur un autre;

7° De supprimer peu à peu et sans suppuration un engorgement inflammatoire ou atonique — en excitant l'absorption par des sueurs, et la vitalité générale par des applications fortifiantes d'eau froide. — C'est la *médication résolutive*;

8° De purifier le sang, de changer insensiblement et sans évacuation l'état des solides et des liquides — au moyen des sueurs et de l'eau froide excitante, qui activent doublement l'absorption. — Ce sont les *médications sudorifiques*, *dépurative et altérante*;

9° De faire cesser les maladies qui reviennent à des intervalles de temps égaux. — C'est la *médication anti-périodique*. — L'eau froide excitante y réussit en opérant une répartition convenable de la circulation et de l'innervation générales (1).

10° De conserver la santé et de prévenir les maladies. — C'est la *médication prophylactique* ou *hygiénique.* — L'Hydrothérapie y réussit en maintenant dans un juste équilibre le jeu du sang et celui de l'appareil nerveux, par une excitation légère, naturelle, inoffensive et souvent répétée. L'eau froide, seule ou précédée de chaleur, produit cet effet.

De ces *dix* médications bien distinctes, les *trois premières* sont fondées sur l'*action calmante* de l'eau froide, tandis que les *sept dernières* utilisent principalement l'*action excitante de l'eau froide.*

Plusieurs de ces médications peuvent ou doivent être associées l'une à l'autre, suivant les cas, et cette association est la cause la plus puissante de l'efficacité de l'Hydrothérapie dans une foule de maladies rebelles aux moyens ordinaires.

On voit également par ce qui précède pourquoi l'Hydrothérapie, suivant sa manière d'agir,

Ralentit un sang trop rapide (c'est le cas des fièvres);

(1) C'est M. le docteur Fleury qui a découvert la médication hydrothérapique *antipériodique.*

Active un sang trop lent (tempérament lymphatique, anémie, chlorose);

Répartit régulièrement un sang mal distribué (congestion sanguine, inflammation, premiers symptômes d'apoplexie);

Enrichit un sang pauvre (tempérament lymphatique, anémie, chlorose);

Corrige un sang vicieux (goutte, syphilis);

Augmente une innervation trop faible (certaines paralysies);

Diminue une innervation trop grande (excès de sensibilité, douleurs nerveuses);

Régularise une innervation désordonnée (hystérie, convulsions, danse de Saint-Guy).

Tous ces effets sont constatés par des observations innombrables et journellement renouvelées.

L'Hydrothérapie exerce donc l'action la plus favorable sur le *sang et les nerfs*, et par suite sur toutes les fonctions. — *Elle régularise la circulation* et l'*innervation* : c'est dire son pouvoir en trois mots.

N'exprimerait-on pas toute l'étendue de ce pouvoir en se bornant à dire que l'Hydrothérapie *régularise la circulation du sang*, puisque le cerveau ne vit et ne fonctionne que par le sang qu'il reçoit? puisque c'est le sang ui anime les centres nerveux, et que, dès qu'il n' arrive plus, ou qu'il y arrive mal, la vie cesse, ou est troublée?

Si l'Hydrothérapie a le pouvoir d'activer ou de modérer *la circulation et l'innervation*, ces deux fonctions organiques principales, elle ne les rétablit pas quand elles sont abolies ou complètement dénaturées.

L'Hydrothérapie semble donc jusqu'ici impuissante contre :

L'altération de structure des organes (la plupart des maladies de la peau, cancer, gangrène, etc.)

Les paralysies anciennes;

Les anévrismes avancés;

L'inflammation des organes profonds (pleurésie, pneumonie, péritonite, méningite, etc.) (1)

Les produits étrangers déposés dans les tissus ou à leur surface (squirrhe, etc.)

Mais l'Hydrothérapie soulage souvent les maux qu'elle est impuissante à guérir.

(1) L'Hydrothérapie a été appliquée avec succès au traitement des phlegmasies les plus graves.

(Note de M. le docteur Fleury).

9.

PRATIQUE.

Agents de l'Hydrothérapie.

L'Hydrothérapie emploie :

1° L'eau froide en application et en boisson,

2° La chaleur,

3° La sueur,

4° L'exercice,

5° Le régime,

6° Le grand air.

L'*application de l'eau froide* caractérise à elle seule l'Hydrothérapie et forme sa plus simple comme sa plus puissante attribution.

La sueur et *la chaleur* y jouent un rôle considérable, sinon capital; car elles y précèdent très-souvent l'application de l'eau froide.

Quant à l'*exercice,* au *régime* et au *grand air*, ces trois agents ne sont que des auxiliaires de l'Hydrothérapie proprement dite. Mais ils lui sont indispensables pour qu'elle puisse atteindre à toute sa puissance. — Il en est de même des *frictions*, que nous mentionnons ici pour mémoire.

Les divers agents hydrothérapiques, autres que l'*eau froide*, peuvent aider celle ci, mais non la remplacer, dans ***son action spéciale sur la circulation capillaire et l'innervation.***

Eau froide en application.

Les modes d'application de l'eau froide, soit pour *calmer*, soit pour *exciter*, sont :

Les *douches*,

Les *bains*,

Les *draps mouillés*,

Les *compresses*,

Les *affusions*,

Les *lotions*.

Une *douche* n'est autre chose qu'un jet d'eau continu, d'une forme et d'une direction quelconques — C'est le moyen par excellence de l'Hydrothérapie.

Il y a des douches *en pluie*, *en jet*, *en poussière*, *en gerbe*, *en nappe*, *en colonne*, *en cercle;* on a aussi des douches *mitigées*, *obliques*, *brisées*, *injectantes*, *ascendantes*.

Les douches *en pluie* et *en jet* sont les plus employées; les autres le sont beaucoup moins.

La douche *mitigée* sert à mêler de l'eau chaude à l'eau froide, pour éviter aux personnes très-sensibles une première impression par trop vive. On diminue peu à peu l'eau chaude, dans la même séance, en augmentant de même l'eau froide, pour ne laisser à la fin que celle-ci, attendu que toute l'utilité lui appartient.

La douche en *poussière* a une grande force de percussion.

La douche *en cercle* est une pluie convergente lancée par plusieurs étages de cercles parallèles.

Le bain de siége à eau courante est une sorte de douche ascendante et consiste en un cône de filets d'eau convergents.

A certaines eaux minérales on donne une douche chaude et une douche froide alternativement : c'est la *douche écossaise*.

La piscine, ou grand bain, est profonde d'un mètre et demi. Au moment de la transpiration, soit au sortir du lit, soit à un autre instant, on s'y jette tout d'un coup, après s'être mouillé la figure, la tête et la poitrine. On y reste de quelques secondes à quelques minutes, suivant les cas, en se remuant le plus possible. Les malades trop faibles y sont plongés dans un drap une ou plusieurs fois. — Une douche *en nappe* horizontale jaillit dans la piscine et frappe le haut du corps; on règle cette douche à volonté.

La piscine est un calmant très-efficace.

Les *draps mouillés* servent à envelopper tout ou partie du corps, après avoir été un peu tordus pour ne pas dégoutter.

Expliquons de suite leur emploi pour ne pas y revenir :

On frotte fortement pardessus les draps quand on veut produire l'*excitation*. — Si au contraire on veut une action *calmante* (par exemple quand la peau est brûlante et sèche), alors on laisse le malade enveloppé sans le frotter, et on renouvelle les draps dès qu'ils ne sont plus froids. — Ce dernier moyen fait des merveilles dans les fièvres typhoïde et éruptives, mais il faut l'appliquer pendant la période de la maladie où la peau est sèche et brûlante. Il serait funeste pendant le frisson et la transpiration.

L'emploi *excitant* du drap mouillé convient surtout aux gens bien portants pour entretenir ou améliorer leur santé. — On tord un peu le drap, on s'en couvre entièrement, y compris la tête, et on s'en frotte, debout, jusqu'à échauffement. Il faut ensuite éviter le froid, qui nuirait à la réaction, et faire un peu d'exercice.

L'emploi *calmant* du drap mouillé s'appelle *emmaillottement* ou *application du maillot*. Il convient aux malades incapables de quitter leur chambre ou même leur lit, et *qui ont la peau sèche et brûlante.* — L'emmaillottement se fait dans un lit ordinaire, qu'on ouvre d'abord largement; puis on y étend une couverture de laine, avec un drap mouillé et tordu par-dessus. On y dépose le malade nu; on l'enveloppe étroitement, d'abord dans le drap mouillé, puis dans la couverture de laine, et on ramène sur lui le dessus du lit. — Au premier instant le malade éprouve un saisissement très-court, puis une légère réaction qui remplace la chaleur maladive par une chaleur douce et régulière. Au bout de dix minutes environ, le contact prolongé de l'eau du drap, attiédie par la réaction, rétablit la moiteur naturelle de la peau, qui peut dès lors reprendre ses fonctions. — Si, après un premier emmaillottement, la peau redevient sèche et brûlante, il faut recommencer jusqu'à ce qu'elle ait repris définitivement son état régulier.

Si on veut une réaction plus forte, on frictionne le malade aussitôt qu'il a commencé à se réchauffer de lui-même. — Mais cette réaction ne vaut jamais celle que produit une forte douche.

Si on veut faire suer le malade, on le laisse emmaillotté fort longtemps. Mais ce moyen de sudation, qui était celui de Priessnitz, a été remplacé par l'étuve sèche et le bain de vapeur.

Veut-on seulement dissiper la sécheresse de la peau et son excès de chaleur ou de sensibilité? Dès que ce but est rempli, — et on le reconnaît en touchant souvent la peau du malade, sous le drap ou par-dessus, — alors on le démaillotte sans le frictionner, on l'essuie avec un drap tiède, pendant qu'une autre personne enlève le drap mouillé et la couverture de dessous, et on remet le malade à sa place, qui n'a pas été mouillée, grâce à la couverture de laine. — Pendant l'essuiement, on a dû aussi échauffer un peu le lit, si le malade ne s'était pas réchauffé de lui-même dans le drap mouillé. — Enfin, si le malade ne peut se lever, il faut faire toutes ces choses en le soulevant dans son lit quand cela est nécessaire, mais on peut se dispenser de l'essuyer après avoir ôté le drap mouillé.

Ainsi, l'*emmaillottement sans frictions* est intermédiaire, pour l'effet, entre les douches et les applications d'eau froide calmantes. Il participe des effets de ces deux moyens et en réunit les avantages, mais à un faible degré. — Il est d'abord un peu excitant, et son action finale est calmante.

(Voyez aussi : *Effets curatifs : angine, aphonie.*)

Une *affusion* est de l'eau versée en masse compacte.

La *lotion* est le mode habituel de se laver une partie du corps.

Action excitante de l'eau froide.

Cette action est celle :

Qui résulte d'une application d'eau froide brusque et courte, et de la *réaction* produite par cette application ;

Qui augmente la circulation et l'innervation ;

Qni rougit la peau ;

Qui raffermit peu à peu le tissu des *capillaires*, ces petits canaux subtils dans lesquels le sang remplit ses fonctions.

Il est essentiel de faire remarquer l'importance de la *fermeté des capillaires* pour une circulation convenable. — Si le cours d'une rivière est lent et qu'on veuille l'activer, il suffit pour cela de rétrécir la rivière par des digues. — Il en est ainsi pour les capillaires : si leur tissu se ramollit faute de vitalité suffisante, la pression du sang les gonfle et le courant sanguin y perd sa vitesse normale. Dès lors une diminution a lieu dans *l'absorption, l'excitation vitale, l'élimination, la nutrition, la chaleur animale, les sécrétions ;* — la substance des organes est comprimée, et il peut en résulter de l'inflammation et de la douleur, ou de l'irritabilité ; on maigrit, on a toujours froid, et le mal s'aggrave de plus en plus. Or, l'application stimulante de l'eau froide, souvent répétée, active à chaque fois la *circulation, l'excitation vitale, l'innervation*, et finit ainsi par rendre aux capillaires l'élasticité ferme et résistante qui est un de leurs attributs principaux. Alors la cause du mal disparaît, les fonctions normales se rétablissent, et avec elles reviennent l'aisance et le bien-être.

Vous avez remarqué bien des fois l'excellent effet produit dans une ville par une forte pluie d'orage. — L'air était rare, lourd, chargé de miasmes; à chaque pas vous sentiez des émanations infectes, et vous n'évitiez un foyer d'exhalaisons putrides que pour tomber dans un autre : Vous respiriez à la fois avec peine et avec une sorte de dégoût. — Une vaste et sombre nuée vient apporter le vrai remède à cette situation maussade, en versant un immense torrent de pluie sur les rues, les cours, les toits, etc. : en quelques instants l'air est purgé de ses miasmes, rafraîchi, renouvelé, vivifié; — plus d'impuretés ni de chaleur accablante; le bien succède au mal, l'ordre au désordre, et les conditions vitales aux germes de malaise et de mort. — Voilà l'image d'une *douche en pluie générale* : quand vous venez de recevoir sur tout le corps cette fraîche et *courte* averse, dans les conditions convenables, vous éprouvez un bien-être universel dont vous n'aviez pas l'idée auparavant ; il vous semble que toute votre machine a été nettoyée, réchauffée, remise à neuf, et que tous les ressorts de votre organisme ont été remontés. C'est comme une vie nouvelle qui éclate en vous et demande à se manifester. — Il faut avoir éprouvé soi-même cet effet si grand, si général, si intime, pour l'apprécier à sa juste valeur.

On lit au Dictionnaire des sciences médicales (t. 2, page 361 et suiv.) le récit curieux des sensations éprouvées par M. Bégin en se baignant dans la Moselle, au mois d'octobre, par un froid de 2 à 6° R. — Les premiers instants furent très-pénibles, mais suivis d'impressions délicieuses de chaleur, de force et de vitalité : le hardi baigneur croyait nager dans de l'eau tiède. Au bout de 15 à 20 secondes, le refroidissement commença à se faire sentir. — M. Bégin recommande à ses imitateurs de sortir de suite de l'eau à ce moment sous peine de frisson, puis d'un tremblement général, et enfin d'une sorte de paralysie. — Mais en quittant l'eau dès la première fraîcheur qui suit la réaction, on trouve l'air plutôt chaud que froid, malgré le vent et l'évaporation superficielle, et la peau est presque insensible.

Un des effets les plus remarquables de l'eau froide, employée comme *excitant*, est de couper définitivement, au moyen de quelques douches, *les accès de fièvre intermittente;* — si la fièvre est récente, la douche froide a contre elle autant de vertu que le sulfate de quinine; — si la fièvre est ancienne, la douche froide est très-préférable au sulfate de quinine (1).

L'action *excitante* et *révulsive* de l'eau froide guérit aussi parfaitement la plupart des *maladies nerveuses*. C'est en ce sens qu'on peut dire que l'*eau froide est le meilleur calmant pour les nerfs*.

Quand l'eau froide *excite*, ce n'est pas par elle-même, mais *par le mouvement vital qu'elle provoque*, par la *réaction* qui suit son contact. — Cette *réaction* est ici *le but essentiel* à atteindre. — Elle est l'*instrument exclusif de la guérison* dans les cas où il s'agit d'augmenter la circulation et l'innervation : alors il faut éviter soigneusement l'*action calmante* (qui résulte d'une application d'eau froide progressive et prolongée), sous peine de faire du mal au lieu de bien. — *La réaction* se manifeste par la rougeur et la chaleur de la peau et par un bien-être universel — c'est une exaltation de la vitalité; une sorte d'impulsion centrifuge donnée à la circulation

(1) (C'est à M. le docteur Fleury que l'on doit la découverte de la médication hydrothérapique *anti-périodique*.)

générale. — Pour que la réaction présente ces caractères, il faut qu'elle soit presque immédiate.

La réaction est un mouvement vital qui suit de très-près le premier contact de l'eau froide. — Elle est d'autant plus prompte et plus forte,

1° Que le corps était plus chaud,

2° Que l'eau est plus froide,

3° Qu'elle frappe avec plus de force,

4° Que son application est plus courte,

5° Qu'on s'est donné plus de mouvement sous l'eau,

6° Que l'air est plus chaud,

7° Que le tempérament et l'état de santé la favorisent mieux.

Développons ces sept points :

1° Il faut d'abord s'*échauffer* par l'exercice, ou par un bain de vapeur, ou par l'étuve sèche, pour donner au sang un commencement d'impulsion, pour augmenter la transpiration de la peau, en ouvrir les pores, et préparer ainsi la surface du corps à recevoir l'afflux du sang. — Il faut cesser de s'échauffer quand la gêne commence et recevoir l'eau froide dès qu'on est chaud et en sueur, à l'instant même et sans le moindre retard.

2° L'eau froide la plus convenable est celle *de 8 à 10 degrés centigrades* — on peut prendre de l'eau de 0° à

14° en la faisant agir d'autant moins longtemps qu'elle est plus froide; — au-dessus de 14°, la réaction est difficile et faible; — que l'eau soit à 0° ou à 8°, la sensation est à peu près la même; — plus l'eau est froide, plus la sensation première de froid est courte. Au bout de quelques secondes ce froid est suivi, sous l'eau même, du bien-être que produit une réaction énergique.

3° L'eau doit *frapper fort* pour produire une bonne réaction. La percussion de l'eau est très-recommandée à cause de l'ébranlement plus ou moins profond qui en résulte, ébranlement qui jouit d'un pouvoir excitant; — plus l'eau se divise en sortant du tuyau, plus elle frappe fort; aussi faut-il souvent doucher en pluie ou en poussière ceux qui n'ont pas eu de réaction par la douche en nappe ou en jet.

4° Le contact de l'eau froide excitante doit cesser au moment où la réaction de chaleur et de bien-être commence, et où la peau rougit : c'est-à-dire *au bout de quelques secondes seulement, ou de 4 minutes suivant les cas*. — Alors la réaction continue; la chaleur naturelle dépasse son chiffre primitif, la circulation capillaire superficielle devient très-active, toutes les fonctions se font avec plus de facilité et d'énergie, on ressent enfin une force, une liberté, une souplesse admirables. — Si au contraire on reste sous l'eau trop longtemps, alors la réaction avorte, et on ressent un second froid qui augmente de plus en plus : la peau devient blafarde, la respiration gênée, les lèvres violettes; le sang reflue au cœur, aux poumons, au foie, à la rate; on éprouve de l'oppression; l'intérieur du corps est glacé, on frissonne, les dents claquent et le malaise est insupportable. — Telles sont les conséquences d'une douche ou d'une immersion trop longues; et ce fâcheux état peut persister longtemps. — Quelques instants de plus ou de moins dans la durée de la douche produisent le second effet ou le premier.

Ainsi l'application de l'eau froide agit suivant sa durée : courte, elle fortifie; longue, elle calme ou affaiblit.

La fin de l'opération est indiquée par la rougeur de la peau, la sensation générale de chaleur, et surtout par le premier retour du froid. — Mais n'oublions pas que la durée précise de l'application est très-difficile à déterminer bien au juste, et *qu'il faut toujours craindre de trop rester sous l'eau.*

Au début du traitement, une douche *de cinq à six secondes* pourra suffire à exercer une action énergique, et devra sa puissance précisément à son peu de durée. C'est la force de réaction du sujet qui règle la durée de l'application. Plus on est faible, plus aussi le froid doit être court pour que la réaction soit bonne. — Généralement les premières douches doivent être instantanées ou à peu près. L'inobservation de cette règle a mis en fuite bien des personnes qui prenaient des douches pour la première fois. Le martyre que ces personnes ont subi, pendant une première douche trop prolongée, leur a inspiré une véritable horreur pour les applications générales d'eau froide, et il en est même résulté des accidents qui ont discrédité l'Hydrothérapie fort mal à propos. — Il est essentiel de ménager avec sollicitude l'extrême sensibilité de certains débutants, et il ne faut violenter personne, d'autant plus qu'un saisissement instantané suffit souvent pour produire la réaction voulue. La durée d'une douche n'a rien d'absolu : il faut la borner à ce qui est supportable.

5° et 6°. Pendant l'application de l'eau froide, il faut se frotter avec les mains le plus vivement possible, sans toutefois s'essouffler : on y gagne de moins sentir le froid, de faire circuler le sang et d'aider ainsi à la réaction. — Dès que la réaction a commencé, il faut à l'instant quitter l'eau froide, et favoriser la suite de la réaction par la chaleur, le frottement et l'exercice. — Pour cela, il faut trouver un air tiède au sortir de l'eau froide, s'essuyer d'abord avec une éponge, puis s'envelopper d'un long peignoir à manches avec lequel on s'essuie une seconde fois en se frottant partout : alors on est en pleine réaction, la peau est chaude et rouge, le bien-être à son apogée. On s'habille vite, si l'air ambiant est froid, en continuant d'éviter avec grand soin le moindre refroidissement. Mais dans les établissements bien tenus ces préoccupations sont inutiles, à cause de la température tiède qu'on y fait régner. — Puis on fait au grand air tout l'exercice dont on est capable. — Si l'on ne peut ni marcher ni agir, on se fait frotter et masser, toujours dans un air tiède. On peut aussi, dans ce cas, s'envelopper après la douche, et sans s'essuyer, dans une couverture de laine, et se mettre ainsi dans un lit chaud. — Au moyen de toutes ces précautions, beaucoup moins strictes en santé, on retire de l'action excitante de l'eau froide tout le profit qu'elle peut donner. — Il est facile de reconnaître l'impossibilité de réunir toutes ces conditions ailleurs que dans un établissement; aux bains de mer, le plus souvent on a froid avant et après l'immersion, et les vagues sont très-inférieures aux douches pour la force et la continuité de la percussion.

L'Hydrothérapie réussit bien mieux l'hiver que l'été; c'est qu'en été l'eau s'échauffe dans le réservoir, et perd ainsi une partie de son pouvoir excitant; puis un temps chaud ne permet pas de faire autant d'exercice qu'un temps froid; enfin l'air est plus fortifiant en hiver.

La bonne Hydrothérapie évite au malade la douleur et même les sensations très-pénibles. — A Grœfenberg, c'était l'air froid qui faisait réellement souffrir et non l'eau froide : pas de feu, des vêtements légers, des couvertures minces, les fenêtres ouvertes la nuit, des baraques mal fermées avant et après la douche, voilà quel était le programme de Priessnitz. — M. le docteur Fleury a pour devise : *eau froide et air chaud*. L'établissement de Rennes est chaud comme une serre pendant les froids. C'est dans un air chaud qu'il faut recevoir l'application de l'eau froide, au moins quand on est malade, afin de faciliter la réaction.

7° Cependant les personnes nerveuses et timides supportent difficilement les premières douches et s'en trouvent quelquefois fort gênées, sans avoir le cœur ni les poumons malades. — Une femme de 40 ans, venue à l'établissement hydrothérapique de Rennes pour un mal de jambe très-ancien, crut qu'elle allait mourir, aux premières atteintes de l'eau froide; du reste, on le lui avait prophétisé, par malignité, ou par ignorance. Elle s'enfuit de son poste aussitôt que la douche l'eut frappée : mais cette vive et courte impression avait suffi pour déterminer chez la récalcitrante une réaction immédiate, et pour lui procurer à l'instant un grand bien-être; aussi revint-elle presque aussitôt et spontanément se mettre sous la douche, et depuis elle en a toujours pris deux par jour saus la moindre difficulté. — C'est là l'histoire de presque tous les *douchés*. La peur fait tout le mal, et les débuts seraient bien plus faciles si on abordait l'eau froide hardiment, avec pleine confiance et sans la moindre hésitation. — Du reste, si les premières douches vous sont absolument intolérables, on vous y prépare au moyen, soit de lotions, soit de frictions en drap mouillé, soit de la douche mitigée, c'est-à-dire mêlée d'eau chaude au premier instant. — Les femmes les plus maigres, les plus faibles, les plus craintives, sont ainsi amenées peu à peu en quelques jours à prendre leur douche avec plaisir. — Le médecin et le baigneur savent fort bien adoucir et modifier le traitement suivant la constitution et l'état du malade; mais il faut pour cela beaucoup de tact médical et même d'adresse manuelle.

Quelques personnes, peu habituées encore aux douches, éprouvent parfois ensuite une certaine congestion de la tête. Cet inconvénient, toujours médiocre sauf des cas extrêmement rares, disparaît vite de lui-même, surtout en marchant un peu au grand air, et le plus souvent il cesse de revenir après quelques douches. Toutefois, il est bon de savoir le prévenir et y remédier.

Les moyens de le prévenir varient suivant l'organisation individuelle et consistent :

A se coiffer d'un bonnet imperméable pour ne pas se mouiller la tête;

A se mettre d'abord sur la tête une serviette mouillée d'eau froide, qu'on peut maintenir avec les doigts étalés.

Alors, avec la même douche, on obtient un effet réfrigérant sur la tête seule, et un effet excitant sur le reste du corps;

A laisser la tête en dehors de la douche sans prendre de coiffure;

A se mouiller d'abord la tête et même la poitrine avec une éponge trempée d'eau froide;

A recevoir d'abord les douches dans la partie inférieure du corps seulement, puis de plus en plus haut, peu à peu.

Les remèdes à la congestion après la douche sont :

De se mouiller d'eau froide à plusieurs reprises la tête et le visage, surtout les yeux et les tempes;

De prendre un bain de pied d'eau chaude;

De recevoir une douche de vapeur dans les jambes;

De marcher au grand air.

Mais la plupart des *douchés* ignorent cette congestion et tiennent même à recevoir la douche sur la tête comme sur le reste du corps. Je l'ai reçue ainsi, étant enrhumé, avec beaucoup de plaisir et de soulagement.

Si vous redoutez la douche sur la tête, commencez par en essayer peu à peu, et jugez vous-même ce qui vous convient le mieux, d'après ce que vous éprouvez. — Tels sont d'abord gênés de la tête après les premières douches, malgré les soins indiqués ci-dessus, qui ensuite cessent promptement de sentir cette gêne.

J'ai cité des personnes qui ont pris des douches pendant leur digestion sans le moindre inconvénient. J'en connais plusieurs autres qui en ont fait autant, et avec profit. Cela m'est arrivé à moi-même bien des fois, et toujours à ma grande satisfaction. — Bien loin d'en éprouver le moindre malaise dans l'appareil digestif ou ailleurs, j'ai constamment obtenu cette sensation universelle de bien-être et d'aisance qui suit les douches, et ma digestion n'en a que mieux suivi sa marche (1). — Je dois ajouter que l'Hydrothérapie a rétabli mon estomac et m'a délivré d'une constipation qui me gênait depuis longtemps, ainsi que d'une grande tendance à la congestion de la tête.

C'est quand il fait mauvais temps que l'Hydrothérapie a le plus d'utilité. — En effet, un air froid et humide nuit beaucoup à la transpiration, cette fonction si importante, qui doit constamment suivre son cours, sous peine de maladies ou de malaise. — Or, l'Hydrothérapie, au contraire, favorise extrêmement la transpiration et la rétablit quand elle est arrêtée : on peut donc dire que l'*Hydrothérapie est le contre-poison de l'humidité et du froid;* voilà pourquoi le bain russe est en si grande fa-

(1) M. le docteur Fleury n'approuve pas qu'on prenne des douches pendant la digestion.

veur dans les pays du Nord. Après ce bain, qui, comme on sait, se termine par une douche froide, on est beaucoup moins sensible au froid et à l'humidité qu'auparavant (les bains chauds rendent, au contraire, bien plus frileux). — Avis aux Bretons! comme à tous ceux qui habitent des pays pluvieux, humides et à température variable! — C'est donc une grande erreur de craindre les douches quand le temps est mauvais : c'est là au contraire le moment où elles sont le plus utiles, puisqu'elles rétablissent les fonctions de la peau gênées par le froid et l'humidité de l'atmosphère, et qu'elles rendent beaucoup moins sensible à ces deux influences. — Puis ne trouve-t-on pas un air chaud dans l'établissement, surtout dans la salle des douches? Ne peut-on pas commencer par un bain de vapeur, où il est si délicieux d'entrer quand le temps est froid et humide? Pourquoi donc alors craindre les douches en hiver? Cette belle prudence m'a tout l'air d'une poltronnerie dissimulée ingénieusement.

Action calmante de l'eau froide.

L'action *calmante* de l'eau froide est celle qui résulte de son application *progressive et prolongée;* — qui diminue la circulation et l'innervation; — qui fait pâlir la peau; — qui rétrécit le diamètre des capillaires.

C'est tout l'opposé de l'action *excitante* dont il vient d'être question.

Un froid de 6° centigr. et au-dessous finit par arrêter le sang dans les vaisseaux capillaires de la partie refroidie. Cependant le diamètre de ces vaisseaux n'est pas diminué par le froid : on suppose que le froid y ralentit la vitesse du sang en augmentant la couche de sérum qui les enduit et qui facilite le glissement des globules.

Broussais a surnommé l'eau froide le *sédatif par excellence*.

L'eau froide, employée comme *calmant*, est le meilleur remède contre les *inflammations*, soit *superficielles*, soit *des parties intérieures accessibles*.

Exemples d'*inflammations superficielles* : *brûlures* (première période) — *érysipèle* de cause externe — *contusions* — *entorses* — *écrasements* — *blessures* — *luxation* avec inflammation — *plaies*.

Exemples d'*inflammations intérieures accessibles* :

Coryza (vulgairement : rhume de cerveau) — *gastrite* : inflammation de l'estomac — *colite* : inflammation du colon, ou avant-dernière partie des gros intestins — *dyssenterie* : inflammation des intestins, surtout des gros — *cystite* : inflammation de la vessie — *uréthrite* : inflammation de l'urèthre ou canal qui rejette l'urine; on l'appelle aussi *blénorrhagie* — *vaginite* : inflammation du vagin. — *amygdalite* : inflammation des amygdales.

Appliquée avec ménagement sur une partie douloureuse, l'eau froide calme la douleur ou la supprime, et diminue la fluxion locale.

L'eau froide est excellente pour le premier pansement des plaies.

Hippocrate vante le bain local d'eau froide contre la goutte. — Dans la première période de la goutte aiguë et du rhumatisme articulaire, l'eau froide, graduellement appliquée, ne produit point de répercussion, *ne fait point remonter la goutte.* Son seul effet est de diminuer ou enlever de suite la douleur, la rougeur, le gonflement et la fièvre.

Quand l'eau froide *calme*, c'est par elle-même (tandis que son action excitante est due à la réaction qu'elle provoque par une application brusque et courte) :

L'eau froide, *en boisson*, a une action délayante; elle active les sécrétions et les exhalations, modifie leurs produits et diminue ainsi la chaleur fébrile; — voilà comment elle calme, ainsi employée. — Mais l'effet calmant de l'eau froide résulte surtout du *refroidissement* qu'elle occasionne. — L'application progressive et prolongée de l'eau froide sur une partie enflammée ou seulement douloureuse refoule et diminue le mouvement vital en excès dans cette partie, au lieu de le provoquer; et il ne faut pas que cette application soit suivie d'une réaction brusque : son premier effet doit être de délivrer le malade de la chaleur pénible causée par l'inflammation et d'y faire succéder une fraîcheur délicieuse, de dissiper la rougeur et le gonflement. —Ici, la réaction, ou retour à la chaleur normale, doit être lente, graduelle, et mettre une demi-heure ou même plusieurs heures à se faire.

L'eau doit avoir de 5° à 15° centigr. pour être calmante. — L'application prolongée d'une eau trop froide ou de la glace est mortelle dans les cas ordinaires. — On choisit sa température suivant qu'on l'applique partout ou sur une partie, suivant la maladie, la constitution, la sensibilité du sujet. — L'eau doit être d'autant plus froide que le sujet est plus robuste, que l'inflammation est plus grande et les douleurs plus vives. — Elle doit donner une sensation de bien-être et rafraîchir. — On peut commencer avec de l'eau seulement fraîche et la refroidir peu à peu au degré voulu; alors on maintient ce degré jusqu'à la fin, et pour éviter la réaction on ramène l'eau par degrés à la température ordinaire.

L'application doit être plus ou moins prolongée, et à peu près continue, afin d'éviter une réaction trop rapide. — Une application trop longue et trop continue éteint la vitalité. — Des applications courtes et répétées sont insuffisantes, et même exaspèrent l'inflammation par les alternatives de réaction et de sédation qu'elles causent. — On doit appliquer l'eau froide continûment jusqu'à disparition de la chaleur, de la douleur et de la fièvre. Alors on peut suspendre l'application : mais il faut la reprendre au premier signe de retour du mal, ou, mieux encore, sans attendre ce retour. — On peut mettre l'eau froide sur une brûlure pendant un grand nombre d'heures. Pour la fièvre, le rhumatisme aigu, etc., ce n'est guère plus de quinze minutes. La durée totale du traitement peut aller jusqu'à plusieurs semaines et doit se prolonger jusqu'à parfaite guérison.

L'eau froide, pour être calmante, doit baigner doucement la partie malade sans la frapper, la choquer, la frotter : autrement elle serait une cause d'excitation et de réaction. — Les moyens d'appliquer ainsi l'eau froide sont :

L'*immersion*, qui est un calmant fort recommandé et constitue la grande utilité de la piscine. Un peu de mouvement est nécessaire pour renouveler l'eau sur les points immergés, car elle s'y échauffe promptement, et alors ne calme plus;

L'*affusion*, avec ménagement et sans choc;

L'*enveloppement* et les *compresses*, sans coller ni serrer, pour laisser l'air en dessous. On les mouille souvent, pour empêcher le linge de se réchauffer : il provoquerait ainsi la réaction, qui est le contraire de la sédation à obtenir.

La première eau appliquée sur une inflammation ne doit pas être assez froide pour causer une impression pénible : il faut qu'elle se borne à rafraîchir. On prend ensuite de l'eau de plus en plus froide, à mesure que le malade s'y habitue, en ayant toujours soin de lui causer seulement une sensation de fraîcheur. — Dès que l'eau n'est plus froide, il faut la renouveler, et tenir d'avance un autre linge mouillé tout prêt à remplacer le précédent, car si après avoir découvert l'inflammation on tarde à y remettre de nouvelle eau froide, alors une réaction a lieu, et on fait ainsi plus de mal que de bien. — Un léger courant d'eau froide, amené sur l'inflammation à travers un linge, a l'avantage de donner une fraîcheur continue, tandis que l'eau appliquée avec des compresses se réchauffe vite au contact de la peau et doit être renouvelée à chaque instant.

L'*Hydrothérapie calmante* se fait à domicile parce qu'elle n'exige pas d'appareils, et que, le plus souvent, il n'est pas possible de déplacer les malades qui en ont besoin. — Elle consiste surtout dans l'enveloppement avec un drap mouillé, opération qui exige de l'expérience et de l'adresse chez la personne qui la pratique (1).

On ne fait guère dans les établissements que de l'Hydrothérapie *excitante.* — Cette médication a sans doute la vertu de *calmer* les douleurs nerveuses, mais elle y réussit en commençant par *exciter* l'action organique de la peau : il en résulte une *révulsion*, c'est-à-dire un détournement de la vitalité, qui en diminue l'excès dans la partie douloureuse.

Ainsi, l'action *calmante* finale est alors l'effet d'une action *excitante* primitive. Voilà comment l'Hydrothérapie *excitante* peut *calmer.* — Du reste, elle y parvient aussi très-heureusement dans les cas de congestion légère (ou accumulation du sang dans une certaine partie du corps). Dans ces cas, une application d'eau froide, brève, locale, un peu étendue, et suivie de frictions à sec, produit, dans toute la région ainsi excitée, une action révulsive, qui oblige le sang à s'y répandre également, au lieu de rester accumulé dans un espace étroit. C'est un rétablissement d'équilibre. (On pourrait comparer cette action à celle d'étendre un monceau de sable sur les allées d'un jardin.) — Cette manière de calmer *par révulsion* est expéditive et commode, féconde en applications, et pré-

(1) Il faut appeler pour cela un baigneur autant que possible (ou une baigneuse).

cieuse pour dissiper ou calmer beaucoup d'indispositions légères et fréquentes. Elle procure à l'instant même le bien-être le plus sensible (je l'ai cent fois éprouvé). Il est très-facile de s'en rendre compte et de reconnaître les cas où elle est utile. (Exemples : Rhumes, catarrhes, irritation à la gorge, migraine, chaleur à la tête ou aux yeux; irritation locale à la suite d'un coup d'air, dans une oreille par exemple; engelures, etc.) — Si la partie enflammée est très-sensible, on se bornera à faire l'application excitante et révulsive d'eau froide tout autour, sans toucher cette partie.

Bains de mer.

Les bains de mer, tels qu'on les prend en général, sont bien souvent nuisibles aux personnes qui ont besoin d'excitation et de force.

En effet : la mer est le royaume du vent, et la cabane où les baigneurs font leur toilette est un abri bien médiocre; puis il y a toujours une certaine distance à parcourir en sortant de la cabane avant de pouvoir s'immerger : enfin on trouve aux bains de mer une si joyeuse compagnie, qu'une ou deux minutes y semblent une seconde. Aussi a-t-on plus ou moins froid avant le bain, et surtout après, quand on a folâtré dans les vagues pendant un quart d'heure ou plus : combien n'ai-je pas vu de baigneurs sortir de la mer pâles, bleuis, grelottants, et néanmoins fort satisfaits, à cause du plaisir qu'ils avaient eu!.. Cependant pour que l'eau froide excite et fortifie, il faut qu'elle fasse éprouver un froid brusque et court, immédiatement précédé et suivi de chaleur. Il est évident que les bains de mer ordinaires ne remplissent pas ces conditions : mais il faut bien reconnaître que c'est en grande partie la faute des baigneurs. — En outre, l'action excitante de l'eau froide n'acquiert toute son énergie que dans le cas où l'eau nous frappe fortement et continûment; or le choc des vagues, quand il y en a, n'est pas continu ni toujours fort.

Le mieux serait de s'appliquer l'eau de mer dans une enceinte bien close, et pendant deux minutes au plus, soit en douches, soit en bain, soit en lotions ou affusions, soit enfin en s'enveloppant et se frottant avec un drap mouillé, jusqu'à ce que la peau rougisse; puis de se mouvoir le plus possible au grand air.

Un bain de mer peut être calmant, mais il est également difficile de le prendre en suivant bien les principes de la médication calmante, et la vertu excitante que l'eau de mer possède par elle-même tend à diminuer l'effet calmant qu'elle pourrait exercer en bains.

En santé, on a peu à craindre d'être affaibli par les bains de mer, parce qu'on possède alors une force vitale suffisante pour résister aux causes débilitantes peu énergiques. On peut dans ce cas se baigner avec fruit jusqu'aux premières atteintes du refroidissement, et si l'on est riche de chaleur vitale, rester indéfiniment dans l'eau. — Le magnifique aspect de l'Océan, le charme d'un site grandiose, une aimable société, la vue des nombreux baigneurs, l'air frais et piquant de la mer, le plaisir de nager dans une eau si belle et qui porte si bien..... tout cela est à la fois délicieux et bienfaisant pour un baigneur en bonne santé, et la médaille est pour lui sans revers.

L'Hydrothérapie a guéri une foule de malades qui avaient pris des bains de mer sans succès ou avec préjudice. — Elle est préférable aux bains de mer parce que, seule, elle réalise toutes les conditions du bienfait de l'eau froide, conditions qui sont :

1° D'avoir chaud, ou au moins de ne pas avoir froid au moment de l'application de l'eau froide, — pour que la réaction se fasse bien;

2° Que l'eau ait environ 10° centigrades; — si elle est plus chaude, la réaction est faible;

3° De se mouiller d'abord le dos, la tête et la poitrine. — En commençant par les jambes et les bras, on s'expose à congestionner la tête et les poumons;

4° D'être frappé par l'eau avec force, — pour éprouver un ébranlement très-utile à la réaction;

5° De recevoir l'action de l'eau froide pendant quelques minutes au plus, — pour que le froid soit court et par suite la réaction possible;

6° D'avoir chaud l'instant d'après l'immersion, et de s'habiller à l'abri du froid, — pour ne pas nuire à la réaction.

Mais il est évident que si l'on remplit toutes ces conditions avec de l'eau de mer *à 10° centigr. et au-dessous,* récemment puisée et appliquée *en douches larges et fortes,* — on fait alors la meilleure Hydrothérapie possible, à cause de la vertu excitante qui appartient à l'eau de mer, ainsi qu'à l'air marin.

Cet air doit principalement aux particules salines qu'il renferme sa supériorité sur l'air des champs. — Aussi peut-il arriver qu'une personne faible se fortifie, tout en prenant mal des bains de mer, parce que l'action excitante de l'air marin, jointe à l'exercice et aux distractions, lui rendra plus de vitalité que les bains de mer mal pris ne lui en feront perdre.

Eau en boisson.

Ne craignons pas de le répéter :

L'eau est la substance qui prédomine dans les corps vivants; leurs parties liquides en sont presque entièrement formées; leurs parties solides, si on les dessèche, se réduisent à fort peu de chose.

Les parties les plus importantes des corps vivants sont celles qui ont le moins de consistance, c'est-à-dire qui contiennent le plus d'eau : tels sont le cerveau, les feuilles, les fleurs.

La mollesse et l'humidité des tissus caractérisent le jeune âge; dans l'âge avancé, les tissus tendent de plus en plus à devenir secs et rigides.

La présence de l'eau dans les tissus leur donne une souplesse favorable à leurs fonctions, au cours des humeurs, aux transformations qui constituent la nutrition, à l'absorption des parties solides et des gaz.

Elle active les sécrétions et les exhalations et en améliore les produits.

1° L'*eau à la température ordinaire et à dose modérée* est, en principe, la meilleure boisson; — à ces conditions (qui ne sont pas les seules), tous les médecins la proclament délayante et sédative : *délayante*, parce qu'elle dissout ou divise les aliments et facilite ainsi leur digestion et leur absorption; *sédative*, parce qu'elle diminue la chaleur fébrile. — L'eau pure, à la température ordinaire, est la meilleure des tisanes. — A Bellevue, sous la direction de M. le docteur Fleury, le vin, la bière, le thé, le café, n'étaient donnés qu'avec sa permission formelle. — Des guérisons, dues à l'eau seule, sont souvent attribuées à une autre cause. — Il y a peu de maladies que l'eau en boisson, bien employée, ne puisse guérir ou contribuer puissamment à guérir.

Cependant certaines maladies d'estomac sont guéries par l'usage modéré du vin, de l'anisette, du curaçao.

2° L'*eau à la température ordinaire et à haute dose* est nuisible. — Alors elle débilite l'estomac et les intestins, soit en les rendant moins excitables, soit en délayant trop leurs sucs, surtout celui de l'estomac (suc gastrique). Or, l'estomac a besoin d'être excité pour bien digérer. — C'est quand l'estomac est vide qu'il souffre le plus d'un excès d'eau : le mélange des aliments rendrait cet excès moins nuisible. — L'eau à la température ordinaire, bue à haute dose, détruit l'appétit, rend la digestion lente et pénible, surtout si l'estomac est faible, peu capable de réaction, et habitué aux toniques; elle donne des coliques et des diarrhées; produit la pléthore aqueuse; affaiblit les centres nerveux; ramollit et débilite les organes du mouvement; décolore la peau et les membranes muqueuses (lèvres, gencives, intérieur de la bouche, du nez, etc.).

Voilà le principe.

Cependant, l'*eau à la température ordinaire et à*

haute dose est utile à ceux qui ont besoin d'une médication dépurative et sudorifique. En effet, boire beaucoup d'eau dans ces conditions, peu à la fois et souvent, fait suer, surtout si on fait ensuite de l'exercice. Ce moyen de faire suer était très-employé par Priessnitz. M. le docteur Fleury le recommande aussi.

3° L'*eau froide* (de 4 à 8° centigr.) *bue à dose modérée* (8 à 10 verres en 24 heures), un demi-verre à la fois, et en faisant ensuite de l'exercice, — a une action tonique (fortifiante) locale et générale très-marquée; — est très-utile aux malades irritables, névropathiques ou *dans l'état nerveux*.

Les personnes chlorotiques — anémiques — lymphatiques — scrofuleuses — cachectiques, etc., doivent boire très-peu d'eau froide (deux à quatre verres par jour), parce que leurs voies digestives la supportent souvent mal.

4° L'*eau froide à haute dose* (20 à 30 verres par 24 heures) — a une action altérante et sudorifique très-précieuse; — étant en même temps tonique, elle modifie le sang et n'affaiblit pas. — Elle convient aux gens pléthoriques, fatigués par de grands excès de table; aux personnes atteintes de gastrites chroniques.. de goutte.. de gravelle.. de maladies de foie.. d'affections hémorroïdales.

La sueur. — La chaleur.

La sueur est un dépuratif très-énergique : voilà surtout pourquoi l'Hydrothérapie l'emploie, et à ce point de vue Priessnitz a rendu à la médecine un service éminent. — La sudation provoquée par les moyens employés à cet effet dans les établissements d'Hydrothérapie, est préférable à celle due aux médicaments sudorifiques, mais il ne faut pas en abuser. — Priessnitz, après avoir abusé de la sueur, avait fini par l'appliquer très-modérément.

L'Hydrothérapie fait suer par les quatre moyens suivants :

1° *En buvant beaucoup d'eau*, peu à la fois et souvent, et en faisant ensuite de l'exercice. C'était là un des grands moyens curatifs de Priessnitz : l'Hydrothérapie l'a conservé.

2° *Par l'emmaillottement* : on enveloppe étroitement le malade avec plusieurs couvertures de laine et on le couvre d'un édredon. Il est ainsi échauffé par sa propre chaleur, qui s'accumule de plus en plus entre son corps et les couvertures. — Ce moyen est l'enfance de l'art ; il est insuffisant, irrégulier, interminable et très-gênant. C'était le mode de sudation de Priessnitz : M. le docteur Fleury lui a substitué l'*étuve sèche*.

3° *Le bain de vapeur* : c'est un cabinet rempli d'une épaisse et chaude vapeur d'eau, sans cesse entretenue, dans lequel on reste, nu et tout entier, de quinze à vingt minutes, avec la faculté de se mouvoir. — La description du bain russe au début de ce livre donne tous les détails sur *le bain de vapeur*. Ce bain a pour but d'échauffer la peau à 35° environ et de faire suer modérément. La peau devient ainsi beaucoup plus perméable et plus souple, et il en résulte que les douches en pluie et en jet, prises de suite dans le même cabinet, ou dans une salle voisine qui en renferme de plus fortes, produisent une réaction plus prompte et plus considérable que si elles n'avaient pas été précédées du bain de vapeur. (C'est par l'exercice, quand on le peut, qu'on s'échauffe avant la douche.) — En l'absence d'une forte chaleur préalable, la douche produit une réaction moins prompte, moins forte et surtout moins assurée, mais plus soutenue.

Le bain de vapeur fait beaucoup moins suer que l'*étuve sèche*, parce qu'on a moins chaud dans ce bain et qu'on y est dans un air saturé de vapeur. L'eau qui s'y accumule sur la peau n'est guère que de la vapeur condensée; aussi ce bain est-il peu débilitant.

Il est recommandé contre les douleurs.

Les bains de vapeur *locaux*, répétés plusieurs fois par jour, guérissent certaines démangeaisons ou les soulagent beaucoup, en rétablissant les fonctions de la peau.

4° L'*étuve sèche* : c'est un petit espace clos, chauffé à l'alcool, où tout le corps est introduit moins la tête. — Voici comment M. le docteur Fleury a organisé l'étuve sèche :

Le malade, entièrement nu, est placé sur un siége élevé, avec un escabeau sous les pieds. Deux couvertures de laine l'entourent jusqu'au cou et laissent la tête libre. Un cerceau ou un dossier demi-circulaire les éloigne du corps, qui est enfermé dans une atmosphère exactement circonscrite. Une lampe à alcool à quatre becs est placée sous le siége. — Au bout de quelque temps, si le malade sent une chaleur gênante à la tête, on la lui couvre avec une serviette pliée et mouillée d'eau froide. Cette eau est renouvelée fréquemment, car elle s'échauffe très-vite sur la tête. — Aussitôt que la sueur commence à couler sur la figure, on ouvre une fenêtre pour que l'air extérieur puisse entrer librement, et le malade boit de dix en dix minutes un quart de verre d'eau froide (à 8 ou 10°); — pour terminer, le malade se plonge dans un bassin d'eau froide, ou reçoit une douche générale. La durée de l'application d'eau froide ne doit guère dépasser deux minutes.

L'observation démontre que :

1° On peut sans aucun inconvénient respirer un air

froid pendant que le corps est plongé dans un air chaud;

2° Il en résulte même un bien-être remarquable;

3° Cette pratique prévient la congestion de la tête et les troubles qu'une haute température amène dans la respiration, la circulation du sang et l'hématose ou régénération du sang dans les poumons;

4° Quand le corps est en sueur, on peut boire de l'eau froide, non-seulement sans inconvénient, mais avec avantage, à la condition de boire peu à la fois et souvent.

L'étuve portée rapidement à 60 ou 65 degrés est un excitant général, et produit une action, non plus sudorifique, mais révulsive. Alors elle est excellente contre les phlegmasies catarrhales, les névralgies, les rhumatismes musculaires récents, etc, etc.

L'étuve sèche, comme les bains très-chauds, active beaucoup plus la circulation du sang que la respiration.

L'homme ne peut subir sans inconvénient une élévation artificielle de plus de 3 à 4° centigr. dans la température générale de son corps (prise sous la langue).

L'étuve sèche à 40°, et un peu au-dessous, est un sudorifique. A cette température, la sueur coule abondamment. — Au delà de 40°, la sueur diminue de plus en plus malgré l'augmentation croissante du pouls, de la respiration et de la température animale. — Ainsi, au delà de 40°, la chaleur agit moins comme sudorifique que comme excitant.

M. le docteur Fleury a essayé sur lui-même les effets de l'emmaillottement et de l'étuve sèche, afin de bien reconnaître lequel de ces deux moyens était préférable. Il a constaté que l'étuve sèche est un moyen prompt, commode et aussi énergique qu'on le veut, tandis que l'emmaillottement agit avec lenteur, est incommode et sans puissance.

On emploie le bain de vapeur ou l'étuve sèche suivant les maladies, et surtout suivant l'organisation individuelle. Le malade essaie les deux procédés et s'arrête à celui dont il se trouve le mieux.

La sudation est utile quand la peau est sèche, rugueuse, et que ses fonctions sont abolies ou perverties, enfin dans les cas où la médecine indique l'usage des sudorifiques et des dépuratifs; — elle convient pour :

Les maladies chroniques de l'abdomen,

Les engorgements anciens du foie et de la rate,

Les gastro-entérites et entérites chroniques,

Les gastralgies et entéralgies,

La constipation,

Les affections hémorroïdales,

La chlorose rebelle aux préparations martiales,

La goutte et les scrofules,

La plupart des névroses (migraines, chorée, hystérie, épilepsie),

Les rhumastismes musculaires chroniques.

Le plus souvent la sudation est suivie d'une application générale d'eau froide en douche ou en bain. Pour cela, le malade quitte l'étuve sèche dès qu'il commence à suer ou à se trouver gêné; le baigneur lui laisse seulement sur le corps les deux couvertures de laine dans lesquelles il a été échauffé, pour se rendre ainsi à la douche ou au bain à l'abri du contact de l'air.

Il est même si utile de recevoir une application générale d'eau froide en sortant de l'étuve sèche ou du bain de vapeur, que dans certains établissements d'Hydrothérapie on refuse la sudation aux personnes qui ne veulent pas la faire suivre d'une douche ou d'une immersion dans la piscine. Ce refus est justifié par l'intérêt du public et par celui de l'établissement.

En effet : la sueur, seule, affaiblit, et en outre elle prédispose fortement à être atteint ensuite de bronchite et de fluxion de poitrine, à moins de grandes précautions contre le refroidissement, que l'insouciance fait négliger. Or il suffit d'un accident, survenu ainsi malgré les avis les plus formels, pour faire accuser aveuglément l'Hydrothérapie. C'est comme si on voulait rendre un médecin responsable de la rechute qui a frappé son malade par la faute de ce dernier, après des recommandations pressantes et inobservées.

Un bain froid *prolongé*, pris après un exercice violent, peut causer des accidents graves; — mais un bain froid, une affusion ou une douche, *de une à deux minutes*, et sur tout le corps, quand on est *en sueur*, sont exempts de dangers et ont même de grands avantages, qui consistent :

1° A faire cesser instantanément la gêne produite par l'état de chaleur et de sueur et à y substituer une agréable sensation de fraîcheur et de bien-être;

2° A préserver le corps des accidents causés par le contact de l'air froid, dans l'état de sueur;

3° A donner de la force;

4° A permettre de suer souvent et abondamment sans s'épuiser.

C'est en faisant prendre un bain froid *aussitôt après la sudation* que Priessnitz a le mieux mérité de la médecine.

Quand on est en sueur, il serait dangereux de se mouiller une partie du corps seulement; on s'exposerait ainsi à priver cette partie de la faculté de transpirer. — Si on l'a fait, il faut ensuite se mouvoir pour rétablir une légère transpiration dans la partie mouillée, et par là prévenir les accidents. — Si on a seulement chaud, sans suer, on peut se mouiller où l'on veut; — si la tête est seule en sueur et qu'on veuille se la rafraîchir, il faut l'essuyer, attendre qu'elle ne soit plus que chaude et sèche, et alors la mouiller peu à peu. — Même observation pour les pieds et toute partie en sueur.

L'exercice.

L'exercice développe les muscles, stimule l'appétit et les forces digestives. — S'il produit cet excellent effet, c'est que d'abord il active la circulation capillaire générale, l'absorption et les sécrétions, et rétablit les fonctions de la peau; — voilà pourquoi il contribue si puissamment à la *réaction*, but immédiat de l'Hydrothérapie excitante. — Aussi l'exercice est-il à peu près indispensable avant et après les douches et autres applications d'eau froide ayant la réaction pour but : — *avant*, pour préparer le corps à recevoir le contact de l'eau froide parce que l'exercice échauffe la peau; — *après*, parce que l'exercice favorise la réaction en activant la circulation.

L'exercice est indispensable après avoir bu plusieurs verres d'eau à des intervalles rapprochés, sous peine d'accidents.

La marche est le meilleur exercice; — mais il est évident qu'il ne faut pas se forcer, et que chacun ne doit chercher à faire que ce qu'il peut, sans violence. — Un exercice opportun, gradué, sans excès, est le seul utile et le seul qu'il soit raisonnable de demander.

Une gymnastique méthodique serait très-utile, combinée avec l'Hydrothérapie proprement dite. — On en peut dire autant de la *Kinésithérapie* (mot à mot : exercice-traitement), ou exercice des muscles sans mouvement.

Si le malade ne peut se mouvoir assez pour entretenir et favoriser la réaction, il y supplée par des frictions, des massages, et au besoin par des flagellations légères. Enfin il peut se coucher entre des couvertures de laine, ou dans des draps bassinés, ou se tenir dans une chambre bien chaude; — mais, on ne peut trop le répéter, rien ne vaut l'exercice, et il faut toujours en faire autant qu'on le peut, surtout au grand air et au soleil, en réservant ses forces pour le moment qui suit la douche.

Régime.

La sueur augmente les pertes ordinaires du corps, — l'exercice et les applications froides excitantes stimulent l'appétit, donnent le désir, le besoin et même la force de manger davantage et de prendre des aliments substantiels; — aussi un régime nourrissant et copieux contribue-t-il souvent à la guérison. — Cependant, il ne faut changer de régime que peu à peu, avec prudence, et en tenant compte du tempérament et de la maladie.

Les aliments froids sont souvent utiles; par exemple lorsque le repas est suivi d'un accès ou d'un redoublement de fièvre, lorsque la digestion est pénible, douloureuse.

Quant à la boisson, il a été parlé précédemment de l'utilité et de l'usage de l'eau sous ce rapport.

L'Air.

Songez que vous respirez *sans cesse, nuit et jour!* — que votre sang puise *le principe essentiel de sa force vitale* (L'OXYGÈNE) dans l'air que vous lui fournissez, et que cet air est pour lui une source *continue* d'activité ou de faiblesse, suivant que vous respirez un air bon ou mauvais.

Un bon air active la respiration, comme une bonne nourriture excite l'appétit; — il active aussi la plupart des autres fonctions vitales, telles que la transpiration et les sécrétions.

Hippocrate appelait l'air l'*aliment de la vie* (*pabulum vitæ*).

Un bon air fait la moitié d'un bon sang; — nous vivons d'air autant que de nourriture. — Voyez comme les maladies se guérissent bien mieux à la campagne, où l'air est si bon !

Aussi est-ce au milieu des montagnes et des bois, ou dans un site élevé, ou enfin au bord de la mer, que l'Hydrothérapie est en possession de toute sa puissance et opère ses plus beaux miracles. — Priessnitz a tiré un immense profit de ces précieuses conditions, dans lesquelles son établissement se trouvait placé.

Observations.

L'Hydrothérapie ne saurait être un remède universel ni infaillible, — il lui faut presque toujours un certain temps pour guérir les maladies de sa compétence, et ce temps est proportionné à l'ancienneté du mal. — Enfin, elle commence quelquefois par aggraver les maladies, surtout quand elles sont anciennes, ou bien elle reste d'abord inactive, puis bientôt elle améliore tout d'un coup la situation.

Cependant elle fait des miracles si on la compare aux autres remèdes : elle réussit où ils ont échoué; elle contitue le moyen curatif qui a le plus d'efficacité et qui guérit le plus de maux; elle est aujourd'hui l'arme la plus puissante de la médecine contre les affections chroniques, dont elle est le grand remède, et remplace le plus souvent avec avantage les eaux minérales, et surtout les bains de mer.

Mais elle guérit bien mieux et bien plus vite les maladies *naissantes* : aussi quel avantage n'aurait-on pas à y recourir *dès le début des maladies!* Si vous attendez que votre mal s'aggrave, s'invétère et s'enracine en quelque sorte, si vous restez indéfiniment à vous énerver au lit ou à languir dans l'air enfermé de la maison; si vous saturez votre estomac de médicaments qui le fatiguent et l'épuisent; enfin, si vous n'avez recours à l'Hydrothérapie qu'en désespoir de cause, comme à une extrême et dernière branche de salut, alors il vous faudra *beaucoup de temps et de frais* pour vous guérir, tandis que votre mal, *au début*, aurait été guéri par l'Hydrothérapie plus vite et plus sûrement que par tous les autres moyens (en supposant, bien entendu, que votre mal soit de la compétence de l'Hydrothérapie).

Les incrédules *de bonne volonté* pourront très-facilement s'éclairer; — qu'ils aillent visiter un établissement Hydrothérapique et causer avec les baigneurs; — qu'ils parlent ou écrivent aux personnes guéries : s'il en est qui ne veulent pas être connues, la plupart ne demandent pas mieux que de conter l'histoire de leur infortune et de leur guérison; — qu'ils voient les livres écrits sur l'Hydrothérapie, ils y trouveront une foule de faits détaillés, avec les noms des médecins qui ont donné les premiers soins aux malades.

Que faut-il de plus pour convertir à l'Hydrothérapie les esprits récalcitrants?

Il y a des établissements complets d'Hydrothérapie à Paris, à Lyon, à Marseille, à Bordeaux, à Rouen, à Toulouse, à Aix, à Strasbourg, à Dieppe, à Lille, au Havre, et dans toutes les villes du Nord de la France ayant quelque importance. Il y en a aussi à Nantes, à Rennes, à Châtellerault, à Château-Gontier et au Croisic; — et tout cela n'est rien en comparaison de ce qui existe depuis longtemps en Allemagne, en Autriche, en Prusse, en Russie, en Angleterre. Sous ce rapport, tous ces grands pays nous ont donné l'exemple et nous surpassent considérablement.

De tous côtés, les médecins ont envoyé des malades à l'établissement de Rennes; — outre ceux de la ville même, il en est venu de Saint-Malo, de Redon, de Fougères, de Montfort, de Vitré, de Ploërmel, de Laval, de Plélan, de Bédée, de Bazouges, de Saint-Aubin-du-Cormier, de Betton, et autres localités voisines.

Est-il juste d'accuser l'Hydrothérapie de malheurs dus à une autre cause? ne peut-on pas méconnaître la nature d'un mal et envoyer à l'Hydrothérapie un malade auquel ce traitement est nuisible? On peut aussi se tromper sur le traitement qui convient à une maladie bien déterminée. Les premières douches peuvent avoir été beaucoup trop longues, tandis qu'elles doivent être presque instantanées. Le malade lui-même peut faire des imprudences et mal suivre le traitement par appréhension ou défiance, par caprice ou incurie; — voilà autant de causes d'accidents ou de catastrophes auxquelles l'Hydrothérapie est étrangère, quand elle paraît coupable. — Combien cependant ne lui ai-je pas entendu attribuer de malheurs qui ne venaient pas d'elle! On admet si aisément ce qu'on est disposé à croire! — Les faits suivants, arrivés à Rennes, ont servi de textes d'accusation contre l'Hydrothérapie à bon nombre de personnes que ce traitement effraie. On va juger si l'Hydrothérapie était coupable ou innocente :

M. D... a pris des douches à plusieurs reprises pendant fort longtemps, d'abord pour se guérir de rhumatismes, puis pour entretenir sa santé. M. D..., homme fort distingué, faisait le plus grand cas de l'Hydrothérapie. — De grands travaux scientifiques, le défaut habituel d'exercice, l'influence d'un air trop chaud et enfermé, ont fini par lui occasionner des migraines violentes et rebelles. Alors M. D... a fait usage de médicaments d'une extrême énergie et s'est appliqué sur le front des courants électriques violents. Il a succombé à une inflammation du cerveau, dans la force de l'âge.

M. R..., atteint d'une pneumonie très-avancée et vomissant déjà le sang en abondance, prend des douches d'après l'ordonnance d'un médecin de Paris. Il meurt subitement d'une hémorragie interne en se déshabillant pour prendre sa douche.

Un troisième prend quelques douches, s'en trouve bien et en reste là. De nouvelles imprudences le font retomber, et sa position devient très-grave. Il attend presque au dernier moment pour se faire appliquer l'Hydrothérapie, qui ne le sauve pas.

Un quatrième se guérit fort bien par les sudations suivies de douches. Il recouvre toutes ses facultés et assiste gaiement à une noce. Quelques mois après, il éprouve de grands chagrins et meurt à environ 73 ans.

Enfin un cinquième, âgé de 72 ans et tout perclus de douleurs, suit quelque temps l'Hydrothérapie avec le plus grand succès, et peut ainsi faire un grand voyage. A son retour, il prend quelques douches. Quinze jours après sa dernière visite à l'établissement d'Hydrothérapie, il est atteint d'un fort catarrhe, auquel, du reste, il est sujet dans la même saison depuis plusieurs années.

Voilà ce que des informations sérieuses m'ont appris sur les prétendus torts de l'Hydrothérapie à Rennes : les faits parlent et répondent d'eux-mêmes aux accusations.

Mais tous les moyens de conviction échouent devant

la prévention et la peur... Pour vaincre ces deux obstacles, il ne faut rien moins que l'impulsion du désespoir : alors le malade se décide enfin à recevoir les terribles douches ; — il se guérit le plus souvent, s'il a été docile, et il finit par être enthousiaste de ce qu'il avait calomnié.

Il semble d'abord que les douches froides, même sans sueur préalable, devraient au moins enrhumer ; les douches en pleine sueur surtout, paraissent fort étranges et fort dangereuses : elles font penser de suite aux rhumes, catarrhes, bronchites et fluxions de poitrine, comme à leur conséquence inévitable et immédiate... et cependant les douches ne font jamais que du bien (à condition bien entendu de ne pas en abuser, de les prendre à propos, comme il faut et en nombre convenable). — C'est que l'Hydrothérapie n'applique pas du tout le froid comme nous le sentons dans les cas où il nous fait du mal. En effet, le froid de l'Hydrothérapie excitante est communiqué par le contact de l'eau : il est brusque, superficiel, court et général. — Le froid qui enrhume est donné par l'air, du moins le plus ordinairement : il est d'abord peu sensible, il est plus ou moins prolongé, il n'atteint qu'une partie du corps. Exemple : une porte ou une fenêtre ouverte près de nous, un courant d'air, un vêtement trop léger, une chute dans l'eau, etc. Voilà des conditions tout opposées à celles de l'Hydrothérapie excitante, qui applique le froid *au moyen de l'eau, dans un air chaud, sur tout le corps à la fois et quelques minutes au plus.* Aussi les effets doivent être et sont en effet tout différents. — Sans doute le froid de l'Hydrothérapie calmante est progressif, prolongé et souvent local, mais il est appliqué *à une partie enflammée* ou seulement douloureuse, qui a besoin, pour se guérir, que le froid refoule son excès de sang et de vitalité. — Le froid qui rend malade se fait d'abord sentir *à une partie saine*, puis, par une sorte de sympathie, à l'appareil respiratoire ou autres.

Prendre une douche froide ou un bain froid *après avoir mangé* semblera plus dangereux encore; cependant, à Paris et à Lyon, et bien ailleurs sans doute, beaucoup de personnes vont à l'Hydrothérapie *même en sortant de table.* M. M..., ancien procureur impérial à Rennes, venait ici prendre des douches après son déjeuner pour guérir une gastrite, et il y a parfaitement réussi en un mois. — J'en connais plusieurs autres qui ont également pris des douches après avoir mangé, et qui n'en ont éprouvé que du bien-être. Cela m'est arrivé à moi-même bien des fois, et toujours à ma grande satisfaction, comme je l'ai déjà dit. En général, quel que soit le moment de la digestion, l'Hydrothérapie ne fait que l'aider, et c'est aussitôt qu'on vient de manger qu'elle est le moins capable de nuire, parce qu'alors la digestion n'est pas encore commencée (1). — Mais n'oublions pas que la douche, ou le bain, dont il s'agit, dure à peine quelques instants et vous réchauffe après une première impression froide.

Ce qui peut nuire quand on prend un bain au grand air, c'est d'avoir froid en se déshabillant et en se rendant à l'eau, ainsi qu'en sortant de l'eau et en se rhabillant; mais si on se jetait à l'eau en pleine sueur, sans s'être refroidi; si on sortait du bain dès le moment de la réaction et sans éprouver le froid de l'air, le bain pris ainsi ne ferait que du bien.

L'Hydrothérapie n'est point une pratique absolument uniforme. Sans doute, c'est toujours *la chaleur, la sueur et l'eau froide;* mais d'abord l'eau froide a deux modes d'emploi principaux, *le mode calmant* et *le mode excitant,* qui ont des effets tout opposés. Le 1er engendre *trois* médications distinctes, le 2e en produit *sept;* cela fait *dix* effets spéciaux, qu'on peut encore associer diversement. — On a pu voir plus haut combien les appa-

(1) Cependant M. le docteur Fleury n'approuve pas qu'on prenne des douches pendant la digestion.

reils hydrothérapiques sont nombreux et variés; puis il y a une foule de nuances possibles dans le degré de froid, l'abondance de la sueur, la durée de l'application de l'eau froide, la température et la durée du bain de vapeur et de l'étuve sèche, etc. C'est le médecin qui prononce sur l'espèce du mal et sur la façon particulière d'y appliquer l'Hydrothérapie; le baigneur exécute les prescriptions du médecin avec le tact et l'intelligence que ses fonctions exigent et que l'expérience lui donne.

Pour que les applications d'eau froide produisent leur effet curatif ou simplement hygiénique, il faut qu'elles aient lieu sur le corps *nu*. Les personnes que leur délicatesse pourrait alarmer se rassureront en apprenant que des ecclésiastiques et des religieuses ont suivi le traitement hydrothérapique dans l'Établissement de Rennes. Je sais par moi-même et par plusieurs témoignages directs combien les baigneurs sont réservés et convenables; puis ils sont si habitués à donner ce genre de soins!

La nature a des ressources infinies que la mort seule peut irrévocablement tarir. Il faut donc regarder toujours la guérison comme possible, et tenter jusqu'au dernier moment tous les moyens que la science, l'expérience et la raison ne désavouent pas manifestement.

Le malade le plus faible supporte l'Hydrothérapie.

Priessnitz disait à ce sujet : *tant qu'il reste une goutte d'huile dans la lampe, il est possible de la rallumer.*

Après avoir consulté un médecin, si l'eau froide vous fait toujours peur, je vous engage beaucoup à voir le baigneur et à causer un peu avec lui : il vous parlera familièrement et en détail du traitement hydrothérapique, et vous citera des exemples de guérison qu'il vous sera facile de vérifier promptement ; sa conversation pourra vous remplir d'espoir et de courage et vous remonter le moral, ce dont un malade a si grand besoin.

L'effet du traitement hydrothérapique est souvent inégal, irrégulier, capricieux. Il peut arriver qu'à la suite des premières douches on éprouve du malaise et une sorte de courbature ; — il vaut mieux en être prévenu et s'y attendre, car ce malaise, s'il n'est pas annoncé, effraie et fait fuir les malades. On fera donc bien d'en prendre son parti à l'avance, et même d'y compter jusqu'à la dixième ou douzième douche, afin de continuer le traitement tous les jours sans prendre garde à cette sorte de recrudescence. — M. Ha...., cité au 19e cas, 2e série, et guéri d'une sciatique par l'Hydrothérapie, a été fort gêné de ses vingt-cinq premières douches : sa foi et sa persévérance l'ont sauvé. — J'ai été gêné aussi après mes six ou huit premières douches.

Quelquefois même la maladie commence par s'aggraver, surtout si elle est ancienne; ceci a également lieu aux eaux minérales, où le médecin vous félicite quand vous devenez d'abord plus malade : c'est une preuve qu'il y a de la ressource en vous, que la maladie passe à l'état aigu, et par conséquent marche vers sa guérison. — Quelquefois aussi le mal semble résister obstinément à l'Hydrothérapie, puis l'amélioration arrive subitement, puis s'arrête pour reprendre encore. Il faut s'attendre à ces irrégularités, qui, du reste, n'arrivent pas toujours. Souvent on est soulagé de suite et le progrès est continu.

Pour être guéri par l'Hydrothérapie, il faut être *docile et persévérant*. Si vous avez manqué à ces conditions, vous n'avez pas le droit d'accuser l'Hydrothérapie : c'est vous qui avez tort. C'est *faute de persévérance et de docilité* qu'il est arrivé à certaines personnes de mal se trouver de la médecine par l'eau froide, ou de n'en rien obtenir, et de s'en plaindre. *Il vaudrait beaucoup mieux ne pas commencer du tout ce traitement que de prendre quelques séances et d'en rester là.*

Les guérisons les plus promptes et les plus solides sont celles dues à deux séances par jour. Pour détruire le mal, il faut le frapper sans relâche; une guerre molle et discontinue permet à l'ennemi de se refaire et de prolonger son existence. — Aussi les malades qui prennent une chambre dans l'établissement d'Hydrothérapie se guérissent-ils toujours plus vite et mieux que les autres : en effet, ces malades sont naturellement ceux qui suivent le traitement avec le plus d'assiduité, de docilité et de persévérance. Voilà pourquoi les étrangers fournissent les plus beaux cas de guérison. — Priessnitz, retiré dans un site presque inaccessible, n'appliquait l'Hydrothérapie qu'à des pensionnaires, qu'il tenait pour ainsi dire en chartre privée. Une fois installés chez lui, après un long et pénible voyage, il leur fallait, bon gré mal gré, subir la loi de l'inflexible *docteur d'eau*. Aussi Priessnitz, malgré l'imperfection de sa méthode, obtenait-il, comme les Asclépiades, des succès multipliés et merveilleux.

Il est également essentiel, pour assurer la guérison, de ne pas cesser le traitement tout d'un coup dès qu'on se croit rétabli. Alors il faut quitter l'Hydrothérapie peu à peu en éloignant les séances de plus en plus.

10.

EFFETS CURATIFS,

OU MALADIES DANS LESQUELLES L'HYDROTHÉRAPIE EST EFFICACE, IMPUISSANTE OU NUISIBLE. (1)

Afin de prévenir, s'il est possible, le reproche d'exagération, et pour ne pas sembler faire de l'Hydrothérapie une *panacée,* un remède universel, nous dirons d'abord très-sommairement, et pour la seconde fois, les *principaux genres de maladies* dans lesquelles l'Hydrothérapie a été jusqu'ici peu efficace, impuissante ou nuisible.

Phlegmasies ou inflammations internes, *très-profondes*, spécifiques, virulentes — 188, 192, 193 — il y en a autant que d'organes profonds. Ex. : Pneumonie (surtout

(1) Les chiffres ci-après donnent les pages du livre de M. le docteur Fleury où il est question des maladies citées dans ce chapitre. — Cette indication est une garantie de plus pour le lecteur et un moyen de faciliter ses recherches dans le livre de M. le Dr Fleury.

après le premier degré), pleurésie, péritonite, méningite, etc. (1).

Maladies de la peau avec sécrétion — 398.

Produits étrangers dans la trame ou à la surface des tissus. — 355 — Ex. : Polypes, kystes, squirrhe, concrétions, etc.

Lésions organiques ou altérations de structure des tissus. — C'est toute une classe de maladies. Ex. : Cancer, gangrène, scorbut, anévrisme, etc.

Paralysies anciennes — 284.

Phthisie pulmonaire — 530, 533 ; — peu d'efficacité, mais soulagement et quelque chance de guérison.

Voici maintenant la plupart des maladies que l'Hydrothérapie guérit ou soulage, avec l'indication de quelques traitements :

Abdomen (maladies chroniques de l') — 342.

Amygdalite — 192 — inflammation des amygdales, glandes situées à l'entrée du gosier pour y entretenir une viscosité destinée à faire glisser les aliments vers l'estomac.

Anémie. 222, 240. — Extrême faiblesse due à une diminution notable du nombre des globules du sang : pâleur, bouffissure, défaut d'appétit, sueurs excessives,

(1) Voyez la note de M. le docteur Fleury à 7. Théorie.

diarrhées, etc. — Les jeunes femmes du monde y sont très-sujettes, par leurs habitudes si contraires à la santé. Un corset trop serré, l'abus des veilles, des bals et des spectacles, le défaut d'exercice au grand air, surtout le séjour prolongé dans des appartements chauds, où l'air est sec, rare et plus ou moins vicié... Tout cela étiole, affaiblit, fait maigrir et cause une foule de troubles et d'accidents nerveux. — Alors les douches froides excitantes, aidées de l'exercice au grand air, font merveille pour rendre la force, l'appétit, le teint, dissiper les palpitations, les accidents nerveux et l'excès de la menstruation.

Angine tonsillaire au début. 299; — inflammation superficielle des amygdales et du voile du palais : difficulté d'avaler. — (Voir l'article suivant).

Angine légère ou mal de gorge. Difficulté d'avaler, de respirer. — S'envelopper le cou d'une serviette mouillée d'eau froide, et tordue, qu'on recouvre d'une serviette sèche. Renouveler la première serviette dès qu'on ne sent plus le froid. Boire de l'eau froide, un demi-verre de 5 en 5 minutes. Continuer ce procédé jusqu'à guérison.

Souvent il suffit de faire cela une seule fois, en se couchant : on s'endort ensuite, et on se trouve guéri au réveil.

Ankylose. 6, 31, 540, 362.

Aphonie ou extinction de voix.

L'aphonie par inflammation du larynx se guérit comme l'angine légère. — L'aphonie par faiblesse nerveuse se guérit par l'action fortifiante des douches générales.

Apoplexie. Perte plus ou moins complète de la sensibilité et du mouvement, avec épanchement de sang dans le cerveau.

L'Hydrothérapie excitante porte le sang à la peau; elle peut donc prévenir l'apoplexie, ou la combattre si elle est faible. — Pour combattre une apoplexie faible : compresses d'eau froide sur la tête, sans cesse renouvelées; envelopper tout le corps nu dans un drap mouillé d'eau froide et tordu, avec frictions énergiques et simultanées, jusqu'à rougeur de la peau.

Arthrite. 361, 370, 186, maladie des articulations.

Ascite ou hydropisie. 361. V. Hydropisie.

Asthme. 517, 522.

Blessures. 186. — V. Plaies.

Bronchite au début. 16, 299. — Inflammation de la membrane qui tapisse les bronches ou canaux aériens des poumons. — Bain russe. — A l'hôpital Napoléon III, à Rennes, on guérit les bronchites avec des douches d'eau froide seules. Cette guérison est due à ce que le sang, qui encombrait la muqueuse pulmonaire et y entretenait l'inflammation, est attiré à l'extérieur par la puissante réaction superficielle qui suit les douches. — Voilà le secret de la guérison de tous les rhumes par les douches (Voyez les cas particuliers de guérison : 6. ***Rennes et le Croisic***, à la fin.)

Brûlures. 27, 28, 186. — M. Jobert a fait une foule d'expériences à l'hôpital Saint-Louis pour trouver le meilleur moyen de guérir les brûlures : il a reconnu que ce moyen était l'*eau froide* sous forme de bains prolongés, de compresses renouvelées, d'enveloppement dans des draps mouillés, de vessies pleines de glace. Ce procédé supprime à l'instant la douleur, prévient les accidents ordinaires, et produit des cicatrices presque insensibles. (*Gaz. des Hôp.*, 1848.)

Cachexies diverses, 222, 431, 432. — Mauvaise disposition générale : altération profonde de la nutrition.

Catarrhe pulmonaire. (Voyez Bronchite.)

Chlorose. 218, 238, ou pâles couleurs.

Choléra. 60. Tube digestif douloureux et brûlant, vomissements et déjections répétés, dus à la surabondance et à la grande âcreté de la bile; contractions et défaillances; peau bleue. — *Arétée* l'a traité par l'eau froide : M. le docteur Burguières aussi, et avec beaucoup de succès, par le moyen suivant :

Pendant 2 heures environ, enveloppement des malades, nus, avec des draps mouillés, et des couvertures de laine par dessus. Tous les quarts d'heure une tasse d'eau froide. Au bout d'une demi-heure à peine le drap mouillé est chaud, alors on le renouvelle.

Chorée. 209, ou danse de Saint-Guy.

Cœur (congestion sanguine du). 515.

Coliques. On les guérit par les bains russes, les lavements froids et les douches ascendantes.

Colite. 192. Inflammation du colon ou avant-dernier intestin.

Congestions sanguines. 209, 296, 459. Excès de sang dans un organe, sans altération de sa structure, et dû à l'exagération des forces circulatoires dans cet organe. — Les poumons, la rate, le foie et le cerveau sont les organes les plus sujets à la congestion. — Les douches froides générales sont le moyen le plus puissant pour prévenir ou combattre les congestions. — C'est en appelant le sang à la surface du corps, et en congestionnant les capillaires superficiels, que les douches dégagent la partie malade. Les douches font ainsi l'office d'une ventouse universelle et produisent une action révulsive. N'est-ce point par cette action, dit M. le docteur Fleury, et en détruisant les congestions intérieures, que les douches froides générales font disparaître une foule de douleurs?

Constipation. 285. Lavements d'eau froide gardés quelques minutes.

Contusions. 186. V. leur remède au mot *Plaies*.

Convulsions. 209. Contraction et relâchement alternatifs, violents et involontaires des muscles de la volonté. — Ont lieu dans l'épilepsie, l'hystérie, la chorée, etc. — Forment quelquefois une maladie particulière, chez les enfants lors de la dentition, chez les personnes très-nerveuses, etc. — Le *Tremblement* et le *Tétanos* sont des espèces de convulsions.

Coryza (dit rhume de cerveau) 192, 299. Aspirer de l'eau froide par le nez lentement, profondément et à plusieurs reprises (on peut se servir pour cela d'une cuiller ronde, d'une éponge très-molle, du creux de la main, d'un verre, etc.); en boire souvent, appliquer sur le visage des compresses ou éponges mouillées d'eau froide, et s'en inonder la tête et le cou. — Si en même temps la gorge est enflammée, v. angine légère. — Voilà ce qu'on peut faire chez soi avec succès. Mais les bains russes *répétés*, ou les douches seules, valent encore mieux pour le coryza, comme pour tous les rhumes, bronchites et catarrhes.

Coxalgie, douleur de la hanche, — se guérit par des douches de vapeur suivies de douches froides.

Croup. M. Landa, médecin flamand, en a guéri son fils, âgé de 5 ans, par le moyen suivant :

Friction générale en commençant par les bras : — Affusions générales d'eau froide de 5 à 10 minutes : — Bien essuyer l'enfant et le coucher : — Entourer le cou d'une compresse mouillée d'eau glacée; la renouveler toutes les 5 minutes. — Chaque affusion provoque une inspiration profonde et rapide, suivie d'une forte expiration, souvent avec un cri particulier, presque toujours avec toux et expectoration. — La conséquence toute naturelle est l'expulsion des fausses membranes qui obstruent le larynx, et dont la formation constitue le croup. La toux est ici bien plus logique et plus efficace que le vomissement; en effet : la toux dégage énergiquement les voies respiratoires, qui sont le vrai siége du mal, tandis que le vomissement exerce principalement son action dans le canal de l'estomac, où le croup ne cause aucun embarras.

M. Royer-Collard, rapporteur du concours de 1811 sur le croup, recommande à ce sujet qu'on éloigne des enfants tout ce qui pourrait nuire aux fonctions de la peau et en troubler l'exercice. — Or on sait combien l'Hydrothérapie est puissante pour favoriser ou rétablir les fonctions de la peau! Elle serait donc aussi un excellent moyen de prévenir le croup.

L'enfant de M. Landa a été guéri après 12 séances d'affusions. Priessnitz et plusieurs autres ont aussi guéri des cas de croup par l'Hydrothérapie.

Cystite. 192. Inflammation de la vessie. Injections d'eau froide dans la vessie.

Danse de Saint-Guy ou chorée. 209.

Délire nerveux. 209. Eau froide calmante, au dedans et au dehors.

Démangeaisons à la peau. La vapeur humide les dissipe. Il faut y exposer la partie démangée pendant dix minutes, trois fois le jour. — (Vapeur humide signifie *vapeur d'eau*, et se dit par opposition à la *vapeur d'alcool*, qui est de la *vapeur sèche*.) — Ce procédé soulage ou guérit beaucoup de maladies de peau.

Déplacements de l'utérus, ou matrice. 252. — Ceux proprement dits et dus à des violences, à des ébranlements, à l'affaiblissement des ligaments suspenseurs, — se guérissent par l'action reconstitutive et tonique des douches froides. Cette action réussit beaucoup mieux que les ceintures et pessaires de toutes sortes. Des faits nombreux et péremptoires établissent que l'Hydrothérapie est un remède incomparable pour les déplacements de la matrice. Et en effet, elle agit à la fois sur les accidents locaux, et sur les accidents généraux, sympathiques des premiers, et combat les uns par les autres.

Dermatoses (ou maladies de la peau) *sans sécrétion*. 398. — L'Hydrothérapie aide à les guérir. — Sudations et douches.

Diabète non sucré. Cas de guérison presque entière, à Rennes (voyez 38e, 2e série), et continuation du traitement, à domicile, avec succès.

Douleurs nerveuses. 209. La plupart sont calmées par des applications d'eau froide.

Dyssenterie. 192, 193. — Sudations et douches.

Dyspnée. 209. Difficulté de respirer.

Écrasements. 186. — V. Plaies.

Eczéma. Petite tumeur provenant d'une inflammation de la peau et causant une chaleur brûlante. — Bains de vapeur suivis d'une douche.

Entéralgie. Douleurs d'entrailles.

Entérite. Inflammation des intestins.

Les douches générales guérissent ces deux maladies.

Entorse. 28, 186, 368. Tiraillement violent d'une articulation, ou demi-luxation. Il en résulte, à l'endroit du mal, une inflammation violente qu'il faut calmer. Pour cela, placez d'abord l'articulation le moins bas possible, puis faites-y tomber une pluie continue d'eau froide. La chute de l'eau doit être aussi forte qu'on peut la supporter; on la produit avec un arrosoir, un paquet de ficelles, etc. — Un bain local et prolongé d'eau froide est aussi très-bon, surtout en remuant, si l'on peut, l'articulation malade (sur un rouleau si l'entorse est au pied), pour remettre en place les tendons dérangés de leurs gouttières ou échancrures.

Pour les anciennes entorses, il faut exciter la vitalité,

soit par des douches locales, soit par des douches générales (ce qui vaut encore mieux).

Épilepsie. 209. Cas de guérison à l'établissement Hydrothérapique de Rennes.

Érysipèle. 9, 14, 17, 186.

L'érysipèle de cause externe a été guéri au moyen de l'eau froide par beaucoup de médecins modernes. Ce procédé remonte à Hippocrate et n'est autre chose que la médication hydrothérapique antiphlogistique. Il consiste à employer l'eau froide sous forme d'arrosements, de fomentations, de compresses mouillées, de bains froids locaux, d'irrigations continues.

Épistaxis. 207. — Saignement de nez ou hémorragie nasale. — Aspirer de l'eau froide par le nez à plusieurs reprises, comme pour le coryza (ou rhume de cerveau). Compresses d'eau froide sur le nez, changées souvent.

Fièvre. Frisson, fréquence du pouls ; chaleur, faiblesse. — L'eau froide est le fébrifuge par excellence.

1° *Fièvre typhoïde*, ou continue, aiguë et avec stupeur. — C'est le fléau des climats tempérés. — 44, 55, 61, 207, 208. — L'enveloppement dans un drap mouillé et tordu a les meilleurs effets *au début de la maladie.* On renouvelle le drap dès qu'il n'est plus froid. On fait boire de l'eau froide peu à la fois et souvent. — La guérison est assurée dès que la peau est redevenue moite et tiède, de sèche, brûlante et rugueuse qu'elle était. C'est l'affaire de 48 heures.

On emploie aussi les affusions froides, les lavements froids, les compresses mouillées sur le ventre et sur la tête, même les frictions pour réveiller la chaleur vitale. — Ces divers moyens dissipent bientôt l'excès de chaleur, la soif, le malaise, l'agitation et le délire, et procurent aux malades les bienfaits du sommeil et d'une douce transpiration.

Le docteur Jacquez a traité par l'eau froide, de 1839 à 1846, 313 malades atteints de fièvres typhoïdes. Il en a perdu 19 (ou 1 sur 16,5). — Dans le même pays et pendant les mêmes épidémies, 349 malades ont été traités par des médications diverses : 91 ont succombé, c'est-à-dire 1 sur 3,9. — Le docteur Jacquez employait les compresses sur le front et le ventre, au lieu de l'enveloppement. (Arch. générales de méd., 1847.)

2° *Fièvre intermittente*, ou dont les symptômes cessent pour reparaître — 48, 50, 113, 116, 129, 132. — Douche générale en pluie, une heure ou une demi-heure avant le retour présumé de l'accès. — Simultanément avec une forte douche locale sur la région de la rate.

Ce moyen a les effets suivants : — 1° il modifie puissamment l'état nerveux; — 2° il prévient le frisson et la période du froid par une forte excitation de la peau et une puissante réaction superficielle; — 3° il combat l'engorgement de la rate, en faisant circuler le sang et en rétablissant son équilibre.

Un mois est la durée moyenne du traitement. — On guérit ainsi des fièvres intermittentes qui ont résisté au quinine. — Dès la première douche, l'accès est retardé et diminué : la situation s'améliore et la rate se dégonfle. — C'est en se resserrant et se regonflant tour-à-tour que la rate revient à son volume normal.

3° *Fièvres éruptives*, ou inflammation de la peau avec fièvre (scarlatine, miliaire, rougeole, variole ou petite vérole, pourpre...).

Il faut ici une action calmante : or, le froid est un très-bon calmant; on peut donc, *dans la période de chaleur et d'agitation* des fièvres éruptives, donner de l'air frais aux malades et leur faire boire de l'eau froide. — Le but de la nature, dans ces maladies, c'est l'éruption; il faut donc, de suite, rendre cette éruption facile, en lui ouvrant sa route naturelle. Cette route, c'est la peau, qui, par un excès de vitalité, se trouve aride, brûlante, rugueuse et impropre même à la transpiration : il s'agit d'enlever à la peau son excès de vitalité, pour lui rendre ses qualités normales de moiteur, de souplesse et de perméabilité. On y réussit à merveille par l'Hydrothérapie calmante. — Exemple :

Scarlatine. 36, 44, 55, 61. — Des médecins du plus

grand mérite l'ont guérie en inondant le malade d'eau froide avec des arrosoirs pendant 8 à 10 minutes dans une baignoire : ensuite on enveloppe le malade tout mouillé dans une ou plusieurs couvertures de laine, suivant la saison. — Alors le repos succède à l'agitation et la moiteur à la sécheresse de la peau; la transpiration s'établit et augmente de plus en plus; les nerfs se calment et l'éruption s'accomplit.

On obtient le même résultat avec des draps mouillés et tordus, changés dès qu'ils ne sont plus froids, jusqu'à ce que la fièvre ait diminué, ou que l'éruption soit bien établie partout. — On a cité, aux cas de guérison, une jeune fille de 11 ans, habitant Rennes, rue Impériale, atteinte de scarlatine depuis 8 jours et presque morte, ressuscitée en 9 heures par les draps mouillés.

Le traitement est le même pour la rougeole, la variole et la fièvre miliaire; — la variole ou petite vérole se guérit aussi, *au premier début*, par la sueur et les douches, qu'on arrête dès que les boutons paraissent.

4° ***Fièvre jaune.*** Fièvre intense avec jaunisse et vomissements noirs, particulière aux pays chauds — 44. — Beaucoup de médecins anglais l'ont guérie à la Jamaïque par des affusions d'eau froide (Jackson, 1791 ; — Wright, Grégory, Mac Léan, 1797).

5° ***La peste.*** Fièvre intense, délire et tumeurs. — Giannini et Samoilowitz l'ont guérie par l'eau froide.

Foie (congestion chronique du). 355, 502. — Excès de volume du foie — teint d'un jaune particulier, surtout aux pommettes et à la bouche — troubles graves de la digestion, de la nutrition et de l'innervation — hypocondrie, maigreur squelettique, refroidissement, etc. — Deux douches par jour améliorent promptement cette situation et guérissent la maladie au bout de quelques mois. Le foie revient peu à peu à son volume normal en procédant par oscillations, en quelque sorte, comme la rate dans le traitement Hydrothérapique de la fièvre intermittente.

Folie. Les douches d'eau froide sont souvent administrées avec succès aux maniaques. L'impression vive et inattendue qu'elles leur causent produit quelquefois en eux une révolution heureuse et peut leur rendre la raison.

Fractures. 186. On calme l'inflammation avec des compresses d'eau froide, — on consolide la réunion des os, et on raffermit les muscles avec des douches froides.

Gastralgie ou douleurs d'estomac. — Bains de poussière ou douches en cercle.

Gastrite. Inflammation d'estomac. — Même traitement.

Gastro-entérite, inflammation de l'estomac et des intestins. — Même traitement.

Gonorrhée ou blennorrhagie, flux inflammatoire des organes génitaux. — Bains de siége à eau courante.

Goutte, maladie des articulations, avec douleur, gonflement, rougeur, tension et concrétions dans ces parties — due au trouble de la circulation capillaire, et par suite de la nutrition, dans les tissus fibreux, qui prédominent aux articulations : ce trouble a d'abord éclaté dans les organes digestifs. — 53, 54, 188, 189, 368, 402, 406, 407. — Voir les deux cas de guérison cités précédemment.

L'existence d'éléments morbides particuliers chez les goutteux a été affirmée par plusieurs savants, mais elle n'a jamais été démontrée par l'analyse chimique.

1. *Accès de goutte aiguë*. M. le docteur Fleury a vu par lui-même que la médication excitante de Priessnitz (sueurs, frictions, etc.) augmentait le mal. — Il a réussi cent fois à le faire disparaître par la médication calmante (application réfrigérante, position, collodion élastique). Ces moyens calment de suite les douleurs, préviennent la rougeur et l'enflure, et abrègent beaucoup l'accès. — M. Fleury affirme que la méthode réfrigérante, appliquée graduellement, est sans aucun danger, et ne fait point remonter la goutte : en supposant que la goutte remonte, car il n'est nullement prouvé que la goutte puisse remonter, soit sujette à répercussion, à rétroces-

sion, etc., enfin soit due à un vice du sang, à une matière peccante.

2. *Phénomènes successifs.* Des altérations locales persistent souvent après les accès de goutte. Ces altérations sont combattues utilement par des applications d'eau froide légèrement excitantes, et intermittentes; par des douches résolutives, c'est-à-dire déterminant l'absorption et l'excrétion des produits morbides, qui sont ainsi éliminés. Ces moyens rendent les accès de goutte moins fréquents et moins intenses.

3. *Guérison de la goutte.* — Sudations suivies d'immersion, ou de douche — boire de l'eau froide à haute dose, et de l'eau de Vichy — exercice — éviter les boissons fermentées.

4. *Goutte chronique, asthénique* — 406, 407 — est permanente, avec des accès plus ou moins intenses de douleur et de gonflement, sans rougeur.

Pendant l'accès, médication calmante. Après l'accès, sudation et douche

Marcher pieds nus dans la rosée quelques minutes est un excellent remède contre la goutte, surtout au début (on sait que la goutte commence par les pieds). — M. le docteur Fleury en cite un exemple, et ce remède est connu dans le Midi de la France.

Hémorrhagies. 206, 288. Effusion notable de sang. —

Application prolongée d'eau froide, souvent renouvelée, en bains, compresses, charpie, etc.

Hémorrhoïdales (affections). — Douche générale pour relever les forces; douche en pluie sur l'anus; bain de siége à eau courante, de 5 minutes.

Hydarthrose. 361. — Hydropisie articulaire.

Hydrocèle. 361. Hydropisie du scrotum.

Hydropisie — amas de sérosité. — 31, 32, 360, 361. L'*ascite* est une hydropisie du péritoine, avec gonflement du bas-ventre, puis des extrémités inférieures; avec l'urine rare et rouge, une soif intense, douleur et gêne de mouvements.

Les sudations et douches froides déterminent la résorption des liquides épanchés à l'intérieur du corps.

Hypérémie. V. congestions sanguines.

Hyperesthésie (excès de sensibilité) *utéro-vulvaire* (des organes génitaux de la femme). — 265.

Hystérie. 209. Maladie nerveuse particulière aux femmes et se manifestant par accès, dans lesquels il semble qu'une boule part de la matrice, refoule vers l'estomac une vive chaleur ou un froid glacial, et se porte ensuite à la poitrine et au cou en y causant une sorte d'étouffement et de strangulation.

Intermittentes (douleurs, accès). 410.

Lumbago. Rhumatisme musculaire aux lombes (ou

reins) — 331. — Tremper un linge dans de l'eau très-froide puis le tordre et le mettre sur l'endroit malade : poser par dessus un taffetas gommé : maintenir le tout avec un linge sec assez épais. Bientôt le linge mouillé s'échauffe et produit une sorte de bain de vapeur local. Au bout de 12 heures enlever tout et lotionner l'endroit malade avec une éponge et de l'eau froide. Il est rare qu'un rhumatisme musculaire aigu *peu intense* résiste à deux ou trois applications de ce genre. — Bains russes.

Luxations ou déplacement de deux os articulés — 186, 371. — Les longues applications d'eau froide préviennent ou guérissent les *luxations spontanées* — et sont le meilleur remède dans les *luxations avec inflammation*.

Maladies de peau. — L'Hydrothérapie en a guéri : elle aide au moins beaucoup à guérir celles sans sécrétion.

Mal de mer. 354. — Le bain de poussière d'eau, ou douche en cercle, — l'appareil hydrothérapique dont l'action révulsive générale est la plus énergique, — a la plus heureuse influence sur l'état de l'estomac et des intestins (342 à 354). Pourquoi ne guérirait-il pas le *vomissement nautique* comme il guérit les vomissements ordinaires et ceux des femmes enceintes?

Menstruation (mois, règles, etc.). 288, 289. — Flux de sang mensuel des femmes qui ne sont ni enceintes ni nourrices, et qui a lieu depuis l'âge de 12 ou 15 ans, jusqu'à 45 ou 50 ans.

L'action des douches froides *générales* est ici extrêmement remarquable.

Une expérience constante a prouvé et prouve tous les jours que ces douches, précédées ou non de sueurs, et appliquées *pendant un flux régulier*, n'ont aucun inconvénient, — ne l'arrêtent point, ne le modifient pas s'il est convenable, — et sont le moyen le plus puissant de prévenir ou de combattre la congestion sanguine de l'utérus, comme celle de tous les viscères. — Et cependant on sait combien il est dangereux pour les femmes, pendant leurs règles, de se laver à l'eau froide le siége de cet écoulement.

Il est de la plus haute importance pour la santé de la femme que son flux mensuel se fasse quand il doit avoir lieu, et se fasse bien.

Les jeunes filles chez lesquelles cet écoulement ne s'établit pas, sont sujettes à des accidents nerveux extraordinaires et à des maux de toute sorte. — La suppression des règles occasionne souvent des maladies graves et interminables aux femmes qui ont atteint *l'âge critique*. — Enfin l'excès du flux mensuel, son insuffisance, son irrégularité, troublent profondément la santé des femmes pendant cette longue période de leur existence où la nature exige d'elles ce tribut.

Les douches générales constituent le régulateur par excellence de la menstruation. — Si le flux mensuel tarde à paraître chez une jeune fille, elles le font vite arriver, dissipent comme par enchantement tous les maux dus à son retard, et font succéder à un état déplorable tous les avantages de la jeunesse et de la santé. — En cas d'*insuffisance* du flux mensuel, on applique principalement les douches sur le bas du corps, pour appeler le sang à la matrice; — en cas *d'excès*, sur le haut du corps, pour éloigner le sang de la matrice; — en cas *d'irrégularité*, sur tout le corps également.

Métrite. Inflammation de la matrice. — Récente ou ancienne, on la guérit très-bien par des bains de siége à eau courante, accompagnés de douches injectantes et suivis d'une douche générale.

Migraine. Névralgie hémicrânienne ou douleur nerveuse dans un côté de la tête. — Compresses froides changées souvent.

Moëlle (congestion de la). 523.

Muscles affaiblis — à la suite d'une ankylose, d'une amputation, d'une longue maladie. — Les douches leur rendent la force.

Névralgies. — Douleurs vives et déchirantes sur le trajet d'un nerf, sans inflammation, et par accès. — Ex. : sciatique, migraine. — 299.

Névralgies récentes, aiguës, locales. — Sont guéries

par quelques séances de sudations et douches froides. 304, 308, 331, 309.

Névralgies anciennes et rebelles. — Guérison par le même moyen prolongé. — 309.

Névropathie. (État nerveux — hypocondrie — nosomanie ou maladie imaginaire) — 310, 313 — trouble de toutes les grandes fonctions, et surtout de la digestion, de la nutrition, de la circulation et de l'innervation, sans lésion d'organes, — avec maigreur et faiblesse croissantes, irritabilité extrême, alternatives de force et d'accablement, etc.

L'Hydrothérapie est le moyen héroïque de régulariser l'action nerveuse, et de guérir cette maladie, qui atteint surtout les femmes du monde et fait le désespoir des médecins comme des malades.

Névroses. Aberrations du système nerveux, avec trouble des fonctions, sans lésion sensible des organes. — Ex. : épilepsie, démence, tétanos, chorée, coliques nerveuses, coqueluche, hystérie, etc.

Obésité. Excès de graisse. 359. — L'Hydrothérapie est son meilleur remède. — Les sudations, les douches, l'eau froide en boisson, l'exercice, suppriment l'excès de graisse, sans nuire à l'estomac, à la nutrition, à la santé, et fortifient d'autant les muscles. — Cet effet est dû à l'action résolutive et tonique de l'Hydrothérapie. Mais le traitement doit être fort long.

OEdême. 361. Tumeur sans inflammation, cédant sous le doigt et en gardant quelque temps l'impression; — due à une infiltration de sérosités dans le tissu cellulaire. — L'Hydrothérapie le guérit en activant l'absorption.

Ophthalmie. 28, 187. Inflammation de la membrane muqueuse de l'œil et des paupières. — L'*ophthalmie purulente* est intense avec écoulement épais. — Irrigations continues d'eau froide avec chute. (MM. Chassaignac et Rieux, 1847. Hôpitaux d'enfants). Dans beaucoup de maux d'yeux, l'eau froide est indispensable (Broussais, Larrey, etc., etc.)

Palpitations nerveuses. 209, 515, 520.

Paralysies récentes. 283, 284.

Peau (maladies de la). 398. V. Dermatoses.

Pertes séminales involontaires ou *spermathorrée*. 565.

Petite vérole. V. fièvres.

Phimosis congénital. 565. Vice de conformation du prépuce.

Phlegmasies ou inflammations. 4, 9, 15, 27, 186.

Phlegmasie catarrhale au début. 299. — Étuve sèche très-chaude.

Phthisie pulmonaire. 530, 533. — L'Hydrothérapie la guérit au début. Plus tard, elle la soulage et offre des chances de guérison. L'Hydrothérapie a guéri plusieurs phthisiques.

Plaies. 4, 7, 9, 15, 27, 186. — Bien les laver et les baigner avec de l'eau fraîche. — Les couvrir avec de la charpie et du linge trempé d'eau. — Ne les découvrir qu'une fois par jour pour les laver, les baigner, et mettre de nouvelle charpie mouillée (qu'on tiendra prête d'avance). — Arroser sur les linges de 3 heures en 3 heures (Lombard et Percy. 1785.)

Tous les rhumatismes sont guéris ou soulagés par des bains russes, ou par des sudations suivies de douches 369.

Sciatique. — Douleur nerveuse, de la hanche au pied. — 304. — Se guérit comme la goutte et les rhumatismes.

Scrofules (écrouelles, humeurs froides). 401. — Gonflement des ganglions lymphatiques du cou, des aisselles, etc., et altération des fluides qui les pénètrent. — Ce mal est dû à la faiblesse des organes qui élaborent le sang. — Les douches froides prises seules ont une action excitante, résolutive et reconstitutive très-favorable aux scrofuleux. Les bains froids très-courts sont aussi un excellent moyen de prévenir ou combattre les scrofules.

Spasmodiques (affections). 209. Contractions musculaires involontaires.

Spermatorrhée. 565.

Syphilis. 388.

Tempérament lymphatique. 227, 235. — V. 11. *Hygiène*, plus loin.

Tétanos. 53. Contraction permanente des muscles qui empêche d'ouvrir la bouche, d'avaler, de mouvoir le corps et les membres. — Il est général ou partiel. — Le *trismus* est le tétanos des muscles des mâchoires. — Wright, Currie, Dalrymple l'ont guéri ou calmé par les affusions froides.

Torticolis. 331. V. lumbago.

Toux nerveuse. 209. Douches générales.

Tube digestif. 342. Douches générales.

Tumeurs blanches. 31, 371, 373 à 385. — Altération des os ou des parties molles dans une grande articulation, avec enflure consistante, et due ordinairement au vice scrofuleux. — S'il y a douleur, il faut d'abord la calmer par des irrigations froides plus ou moins prolongées, ou des compresses froides renouvelées nuit et jour. — Les douleurs passées, on soutient les forces du malade par des douches générales et locales, dont l'action est excitante. — Eau de sedlitz : dragées de Gille. — Ce traitement a sauvé bien des membres de l'amputation. L'eau froide n'a pas d'équivalent pour guérir un mal ordinairement si rebelle. Ici encore l'Hydrothérapie a une immense supériorité sur l'art classique.

Typhus, etc. V. fièvre typhoïde.

Ulcères. 9, 27. M. Fleury en a guéri beaucoup, d'anciens et de rebelles, avec l'eau froide, employée, tantôt comme agent sédatif pour réprimer l'inflammation, tantôt comme agent excitant pour stimuler les surfaces blafardes des ulcères atoniques. Il y a joint la compression

Uréthrite. 192. Inflammation de l'urèthre ou canal de l'urine.

Utérus ou matrice. — Sa congestion chronique : 479. V. Congestion. — Ses déplacements. 250. V. Déplacements.

Vaginite. 192. Inflammation du vagin.

Varices, même très-grosses. — Des douches générales

les diminuent considérablement, sans les guérir tout à fait. Cette action est due à ce que les douches raffermissent les chairs et les veines, comme tous les tissus.

Variole ou petite vérole. — V. fièvres éruptives. — 36, 48, 55.

Vérole constitutionnelle. 388.

Vomissements. 290, 348, 353. — Douches générales ou en cercle.

L'Hydrothérapie guérit ou soulage toutes ces maladies; l'expérience de tous les jours en fournit à chaque instant des preuves nouvelles. — Mais c'est à condition, bien entendu, d'appliquer cette méthode *avec discernement, comme il le faut, et dans les cas précis qui lui conviennent.* Cette observation si simple ne saurait cependant être trop répétée (1).

Il faut bien le dire aussi :

L'Hydrothérapie n'exige nullement qu'on souffre du froid, qu'on brave les vents coulis, qu'on s'habille en

(1) Je me suis peut-être exposé plusieurs fois, dans cet ouvrage, au reproche de tomber dans les redites : — J'en ai pour excuses les préventions hostiles et passionnées dont l'Hydrothérapie est encore l'objet, mon désir de bien faire comprendre les principes fondamentaux de cette méthode, la nécessité d'insister sur les vérités capitales pour faire sentir leur importance et les fixer dans la mémoire, l'extrême difficulté de détruire des convictions profondes, universelles, immémoriales, pour leur en substituer d'autres tout opposées aux premières, et enfin ma constante préoccupation d'écrire pour tout le monde, surtout pour les lecteurs qui ne relisent pas.

hiver comme en été, qu'on supprime les calorifères, qu'on reste en sueur sans y prendre garde ni en tenir compte, etc. — Elle vous dit avec l'hygiène et le bon sens : Évitez autant que possible de souffrir longtemps de la chaleur et du froid ; le meilleur état est entre ces deux extrêmes ; craignez aussi les variations brusques de température, surtout quand vous êtes en sueur ; évitez également des vêtements et un air humides. — Si l'Hydrothérapie vante les pays froids et l'hiver, ce n'est pas du tout parce qu'on y gèle, chose fort malsaine, mais parce qu'on y respire un air froid, qui est très-fortifiant.

Du reste, c'est *dans un air chaud, ou au moins tempéré*, qu'elle ordonne une très-courte application d'eau froide, comme moyen d'excitation.

Quant à la sueur, l'Hydrothérapie seule sait l'arrêter brusquement sans aucun danger, et ce n'est que pour y faire succéder presque aussitôt une excellente transpiration, c'est-à-dire une transpiration générale, mais insensible.

Elle ne vous dit pas non plus de boire de l'eau froide tant qu'il vous plaît et sans précaution, quand vous suez ; mais elle vous recommande d'en boire très-peu à la fois et de marcher ensuite ou de vous mouvoir, ce qui est fort différent d'en prendre une grande quantité d'un seul coup et de rester ensuite immobile.

Est-il besoin de faire observer que chaque individu se trouve dans des conditions particulières, au point de vue de l'état de santé, de la constitution, de l'âge, du sexe, des habitudes, des antécédents, etc., — et que chaque manière d'être individuelle est plus ou moins favorable à l'action curative de l'Hydrothérapie? — C'est là une chose évidente et une conséquence inévitable. L'Hydrothérapie, en effet, ne réussit pas également bien à tous, ni aussi vite, ni tout à fait de la même façon, même pour des maladies de noms semblables. Son action a pour base et pour limite l'ensemble particulier de conditions offert par chaque personne. — Eh! n'en est-il pas ainsi en tout? La diversité est une des lois les plus générales de la nature et sert de principe essentiel à tous les arts pratiques.

On a vu que l'Hydrothérapie est capable d'obtenir plusieurs effets distincts et de deux espèces principales : — ainsi, elle est à volonté *reconstitutive*, *révulsive*, *résolutive*, etc., — ou *sédative*, *antiphlogistique*, etc., — et donne lieu à des médications particulières et différentes. C'est à cette action multiple et complexe que l'Hydrothérapie doit ses plus beaux succès, et son efficacité inespérée dans une foule de cas où la maladie avait résisté à tous les agents ordinaires de la médecine et de l'hygiène.

L'Hydrothérapie est le seul véritable *fondant* ou *réso-*

lutif : c'est-à-dire qu'elle seule dissipe les engorgements, par l'activité qu'elle imprime à l'absorption. (M. le Dr Fleury, p. 355.)

L'eau froide, par son influence tonique et reconstitutive, peut rapidement améliorer l'état morbide général, qui apporte un si grand obstacle à la guérison des lésions locales, et devient souvent par lui-même une cause de mort.

Enfin l'Hydrothérapie *laisse en repos l'estomac*, *et n'agit point comme spécifique.* Au lieu de renfermer sa sphère d'action dans d'étroites limites et de s'adresser à un seul organe, à un seul mal, elle procède grandement et met en jeu toutes les forces de la vie à la fois. Par une simple impression superficielle et fugitive, elle fait un appel puissant au principe même des fonctions vitales, et l'oblige, sans violence, à rétablir lui-même l'ordre troublé. — Voilà le principal secret du pouvoir physiologique de l'Hydrothérapie et de son innocuité.

Mais pour qu'elle puisse guérir, il faut la seconder, se soumettre à tout ce qu'elle ordonne, et après tout ne rien lui demander de surnaturel. Ainsi, malgré son influence régulatrice sur la circulation et l'innervation, si l'une ou l'autre de ces fonctions se trouve quelque part supprimée ou dénaturée, — dans le cas, par exemple, de lésion organique, ou d'altération des tissus, ou de paralysie ancienne, — alors l'Hydrothérapie est impuissante à rétablir ces grandes fonctions, et demeure inefficace ou augmente le mal. — Dans le cas même où elle est utile, son bienfait a pour limites les ressources de la constitution individuelle, du sexe, de l'âge et de la situation de chacun.

L'Hydrothérapie excitante (chaleur, sueur, douches, frictions), pour guérir promptement et développer tout son pouvoir, veut deux séances par jour. — N'oubliez pas que les premières douches causent ordinairement un malaise général, et continuez sans y prendre garde. Cet effet résulte de la première impulsion donnée aux forces vitales et atteste le pouvoir des douches. Il faut au moins dix jours, en général, pour obtenir un progrès sensible. — Sachez bien aussi que l'effet du traitement est en général beaucoup plus énergique et plus prompt chez les malades faibles que chez ceux qui ont conservé de la force, de l'embonpoint, un sang riche et une circulation active. Aussi est-ce une erreur de croire que l'Hydrothérapie soit dangerereuse pour les personnes très-faibles, même de la poitrine, et qu'il faut être fort pour supporter ce traitement. En procédant graduellement, avec prudence et lenteur, il n'est pas un malade, quelque faible qu'il soit, auquel l'Hydrothérapie ne puisse profiter. M. Burguières a vu la réaction s'opérer chez des cholériques devenus presque des cadavres. — Pour éviter les rechutes, il faut continuer le traitement jusqu'au bout, et le cesser peu à peu.

L'*Hydrothérapie excitante* ne peut être bien appliquée que dans un établissement. Là seulement on trouve :

Une installation convenable, et presque toujours un air meilleur;

L'expérience et l'habitude nécessaires à l'application de l'Hydrothérapie;

Le repos, la liberté et la facilité de suivre un traitement régulier;

Une sorte d'obligation morale de faire tout ce qu'il faut pour se guérir et l'absence de tout prétexte pour s'en dispenser;

L'exemple des autres malades, qui entraîne les indécis;

Enfin on est là tout entier à l'affaire essentielle du moment : sa guérison, — affaire dont on est ailleurs sans cesse distrait et dérangé.

L'*Hydrothérapie calmante* veut aussi de l'assiduité et des précautions intelligentes, mais elle ne demande aucune installation particulière et se fait chez soi. — De l'eau froide et du linge, voilà tout ce qu'il lui faut. — Ces moyens si simples et *qui ne coûtent rien* peuvent rendre d'immenses services : pour les appliquer avec fruit, il suffit d'un peu d'instruction hydrothérapique facile à acquérir.

En 1785, à Strasbourg, plusieurs canonniers furent atteints cruellement en essayant de nouvelles pièces d'artillerie. *Lombard*, chirurgien militaire en chef, aidé de *Percy*, donna les premiers soins aux blessés *suivant les règles de l'art*. Alors un meunier se présenta chez l'intendant de la province, lui assura qu'il savait rendre l'eau infaillible pour guérir les plaies, et obtint de soigner seul les canonniers, après une enquête sur la légitimité de ses prétentions. Lombard et Percy furent consignés, *de peur qu'ils ne rompissent le charme*. — Le meunier prit de l'eau de rivière, y jeta une poudre blanche par pincées, tantôt d'une main tantôt de l'autre, en marmottant quelques paroles entre ses dents et faisant divers signes (on reconnut que sa poudre était de l'alun). Après avoir bien lavé et baigné les plaies avec son eau, il les couvrit de charpie et de linges trempés dans cette eau, toujours en gesticulant et avec des paroles secrètes. — Six soldats avaient eu les mains dilacérées, et Lombard avait été sur le point de les désarticuler; cinq avaient eu la chair des bras emportée par les éclats d'une pièce, avec des contusions énormes; — tout fut cicatrisé en six semaines, sans grandes douleurs, avec la seule *eau bénite* du meunier. — Cette eau était peu froide : on découvrait les plaies une fois par jour et on les arrosait de trois heures en trois heures, toujours avec l'eau merveilleuse, composée aussi mystérieusement.

« Cette leçon, dit *Percy*, ne fut pas perdue pour nous. Après avoir avoué que peut-être nous n'eussions pas obtenu une guérison aussi prompte ni aussi commode, par la méthode usitée en pareil cas, nous ne craignîmes pas d'affirmer qu'avec de l'eau simple nous réussirions aussi bien, pour ne pas dire mieux, que le meunier avec ses charmes... Quelque temps après, nous eûmes la triste occasion de tenir et de gagner notre défi. De nouvelles épreuves d'artillerie nous envoyèrent 34 blessés. Lombard les pansa tous avec de l'eau simple, tantôt un peu tiède, tantôt froide ; les parties furent soutenues par les moyens mécaniques appropriés, et le 45e jour, malgré la gravité et la complication bien constatées de quelques-unes des blessures, toutes furent guéries.

« ..... J'ai fait aux armées un grand usage de l'eau de source, de puits, de ruisseaux, de rivières, comme je la trouvais... avec elle j'ai sauvé mille fois des membres, et surtout des pieds et des mains tellement déchirés que leur amputation semblait urgente. De longs bains d'eau froide, l'application d'éponges ou de linges épais imbibés d'eau ; l'eau enfin, sous toutes les formes, prévenait ou modérait les accidents, contenait dans de justes bornes l'irritation et l'inflammation, amenait une suppuration aussi bonne que le comportait la nature des parties, et j'obtenais une guérison que nul autre moyen ne pouvait disputer à l'eau, puisque je n'avais eu recours qu'à elle.

« Sydenham, s'écrie Percy, disait qu'il renoncerait à la médecine si on lui ôtait l'opium; pour moi, j'aurais abandonné la chirurgie des armées si on m'eût interdit l'usage de l'eau. »

Percy a fait de belles et nombreuses observations sur l'emploi curatif de l'eau froide : on ne saurait trop l'en applaudir; mais il ne distingue pas assez bien l'action calmante de l'action excitante : cette distinction si importante restait à établir nettement.

11.

HYGIÈNE.

1.

Ne vous semble-t-il pas que la beauté humaine s'en va, et avec elle la santé et la force? — Cette triste conclusion est dans toutes les bouches et frappe tout observateur placé en présence d'une réunion nombreuse.

Ne remarquez-vous pas aussi comme les maladies chroniques pullulent dans la classe riche? — Elles en sont pour la plupart le privilége.

C'est que les gens de loisir ont une vie toute opposée aux conditions de la santé : le défaut d'exercice, d'air pur et de soleil, les excès de table, des vêtements serrés, un long séjour au lit, etc., voilà leurs habitudes. Tout cela corrompt le sang et relâche de plus en plus les ressorts de la vie. — Les hommes de bureau y ajoutent la tension d'esprit, et un air encore plus chaud, plus desséché et plus vicié. — Les femmes sont encore plus sédentaires et plus serrées dans leurs vêtements : on sait combien le corset leur est funeste, quand il est mal fait, sans élasticité, ou qu'il serre trop : alors il comprime les poumons, le foie, l'estomac, ainsi que les organes voisins des précédents; il en résulte une gêne des fonctions principales de l'organisme, gêne qui se traduit par un trouble général de la santé et par une foule de maux particuliers que la victime veut absolument attribuer à des causes tout autres que *sa précieuse machine de compression*.

Les paysans, malgré leurs fatigues et leurs imprudences, leur nourriture souvent mauvaise, l'humidité et les miasmes de leurs habitations, sont les moins sujets anx maux chroniques, à cause de la compensation qu'ils trouvent dans le bon air des champs, le soleil, l'activité musculaire et la transpiration constamment entretenue.

Aussi est-ce dans les villes qu'on trouve le plus d'étiolement et d'infirmités; — les femmes surtout y subissent des maux de toute sorte, — un teint de mort en pleine jeunesse, ou des couleurs violentes et heurtées, signes d'un sang pauvre ou stagnant et embarrassé dans sa marche; un estomac et des intestins paresseux, irritables, sans vitalité; des nerfs qu'un rien convulsionne; migraines, spasmes, palpitations, maladies de matrice, inertie ou excès du flux mensuel, dont la régularité est si importante; grossesses pénibles, avortements, couches laborieuses et suivies de catastrophes; chlorose, hystérie; âge critique assailli d'infirmités sans terme. — Voilà le sort d'une foule de femmes des villes, surtout dans la classe qui ne travaille pas. — Et quelle race faut-il attendre de pareilles femmes?

Cependant on ferme les yeux sur les causes évidentes de toutes ces misères; on se laisse entraîner par l'exemple, on continue de suivre les habitudes prises, comme s'il était absolument impossible de rien changer à sa manière de vivre, comme si la santé n'était qu'un intérêt très-inférieur!

On sait fort bien donner de la vigueur aux animaux et aux plantes, et on se préoccupe beaucoup de leur santé, quand on y trouve du profit ou de l'agrément; mais la santé de l'homme, mais notre vigueur à nous aussi... on n'y pense même pas, ou, si l'idée en vient un instant, elle ne fait que traverser l'esprit; on a bien autre chose à faire!

2.

Vous avez vu d'abondantes moissons et des arbres magnifiques; vous avez admiré les formes libres et hardies, l'éclat et les franches couleurs d'une végétation opulente. Ces splendides épanouissements de la nature sont dus à des *forces vitales* particulières favorisées, non-seulement par une abondante nourriture, mais encore par *une excitation énergique* dont les agents sont : une lumière vive, une forte chaleur, un air pur, etc. — On sait combien l'*excitation* est nécessaire à l'accomplissement des phénomènes de tout genre dont la nature est le théâtre. La chimie et la physiologie sont également riches en exemples de cette grande loi.

La vie, ou *force vitale*, qui nous anime tous aussi à des degrés divers, est également un principe fécond et organisateur, mais qui a pareillement besoin de nourriture et d'*excitation* pour acquérir toute sa puissance. Notre nourriture doit être suffisante et agréable, par conséquent saine et variée; quant à l'*excitation* qui nous convient, beaucoup d'agents la produisent : l'activité physique, le grand air et la lumière *excitent* toutes nos fonctions; le contentement, la gaieté, l'espoir, etc., sont des *excitants* moraux qui nous électrisent et sont très-favorables à la santé; un climat un peu froid, comme celui de l'Écosse et de la Suède, *excite* ou augmente la *force vitale* de l'homme, tandis que la chaleur nous énerve. Enfin, des observations multipliées ont mis en lumière

L'action éminemment excitante des douches d'eau froide sur la force vitale ou principe de la vie,

Ainsi que l'influence excitante et particulière de la sueur sur l'absorption.

Or, *c'est la force vitale qui fait tout en nous;* c'est donc à elle qu'il faut demander la conservation ou le rétablissement de la santé, soit en entretenant cette force au degré qui lui est propre, soit en la ranimant quand elle languit et tombe, soit en la modérant quand elle s'emporte; — et ce pouvoir multiple appartient souverainement à l'Hydrothérapie bien comprise et bien appliquée, parce que l'Hydrothérapie, suivant son mode d'application, *excite* ou *tempère* la *force vitale* avec le même succès, et toujours d'une façon *naturelle et inoffensive.* — Pour apprécier à sa juste valeur cette méthode si rationnelle et si simple, il faut s'être familiarisé avec son application, mais surtout avoir été témoin de ses résultats dans un établissement d'Hydrothérapie bien organisé et bien dirigé.

3.

Le tempérament lymphatique est une disposition héréditaire plus ou moins fâcheuse, d'où résultent :

Un sang peu riche en globules;

Un système capillaire peu développé;

La pâleur;

Des lèvres blêmes, ainsi que les autres muqueuses;

Une peau fine et blanche;

Des muscles grêles;

Des chairs molles;

Des dents tardives se cariant facilement;

Des fonctions peu actives;

La puberté, la menstruation, retardées et difficiles à s'établir.

Une prédisposition aux scrofules, aux maladies des os et de la peau, aux inflammations des membranes muqueuses (rhumes, angines, catarrhes);

Une grande exaltation du système nerveux, de la sensibilité; une impressionnabilité extrême, une très-grande timidité;

Un caractère mobile et irrégulier, tantôt fougueux, tantôt mou et indolent;

Une grande facilité à s'émouvoir, à s'agiter, à pleurer.

Combien il serait important de modifier le plus tôt possible une telle disposition, source de tant de maux et de peines! — Or les moyens habituels de combattre le tempérament lymphatique sont insuffisants, incertains, inefficaces, d'une application difficile et très-longue — tandis que les douches froides excitantes, appliquées au début de la vie, modifient ce tempérament avec une puissance qui n'appartient qu'à elles seules. Dans quelques mois elles l'améliorent, dans un ou deux ans elles lui substituent un tempérament sanguin.

Il faut voir dans le livre de M. Fleury les transformations qu'il a ainsi obtenues sur des petites filles de 4 ans à 12 ans :

La première a gagné une force remarquable, un teint brun et animé, une vitalité exubérante, un tempérament sanguin prononcé; la vivacité a remplacé l'indolence et l'intelligence est devenue prompte;

Une autre a pris, avec un teint frais et uni, toutes les apparences de la santé;

Une troisième a perdu son irritabilité nerveuse, son défaut de circulation, ses faiblesses d'estomac.

Les enfants, même à deux ans, peuvent recevoir sans danger des ablutions froides générales; à 4 et 5 ans, la plupart reçoivent les douches avec plaisir. — L'Hydrothérapie, appliquée aux enfants, a les plus heureux résultats : elle substitue au tempérament lymphatique un tempérament sanguin acquis; favorise le développement physique et intellectuel; prévient les affections scrofuleuses; rend facile l'établissement de la puberté et de la menstruation, éloigne les causes les plus fréquentes d'une foule de maladies nerveuses, d'une grossesse pénible, de l'avortement.

4.

La plupart des maladies résultent d'infractions aux lois de *l'hygiène*. Or l'Hydrothérapie recommande expressément d'observer les plus importantes de ces lois, qu'elle présente comme des conditions essentielles de son plein succès. Elle tend donc, si elle est bien comprise et bien observée, à ramener l'homme aux conditions régulières de son existence.

Je crois devoir rappeler ici une observation déjà faite : c'est que l'Hydrothérapie n'ordonne pas d'avoir froid, de braver les transitions brusques de température et de négliger toute précaution quand on est en sueur, — comme des esprits inattentifs et prévenus pourraient se plaire à le supposer. — Non! l'Hydrothérapie est parfaitement d'accord là-dessus avec le bon sens et l'expérience la plus simple. Si elle vante l'eau froide, la chaleur, la sueur, l'hiver, l'air froid, elle indique aussi l'usage qu'il faut en faire pour les rendre utiles. Or cet usage est tout différent de celui qui fait du mal. Selon les principes de l'Hydrothérapie, l'eau froide *excitante* ne se fait sentir que quelques instants; la chaleur et la sueur sont appliquées avec des précautions particulières; si elle permet et même recommande de boire de l'eau froide quand on est en sueur, c'est à condition d'en prendre très-peu à la fois et de se mouvoir ensuite. Enfin, l'air froid n'est bon qu'à respirer, et son contact avec la peau est nuisible, surtout s'il nous glace.

L'Hydrothérapie a l'immense avantage de faciliter la transpiration, en donnant à la peau de la vitalité, de la fermeté, de la souplesse. Or, on sait combien il importe à la santé que la peau transpire bien. Une foule de maladies, souvent terribles, naissent d'une transpiration supprimée ou incomplète.

Le sang anime tout en nous, et donne à chaque organe le pouvoir de remplir la fonction qui lui est dévolue. — En faisant circuler le sang partout, en activant ou modérant son cours, suivant le besoin, l'Hydrothérapie régularise et fait rayonner en tous sens le principe même de la vie, dont le sang est le véhicule.

S'il est un fait acquis et incontestable, c'est que les individus les plus sensibles au froid, à l'humidité, aux variations atmosphériques, — et par suite les plus sujets aux rhumes, coryzas, bronchites, diarrhées, angines, névralgies, rhumatismes, etc. — perdent complètement ou en grande partie cette susceptibilité après une longue suite de douches froides.

Des épidémies de grippe, de choléra, de diarrhée et de cholérine ont sévi à Bellevue dans les années 1849, 1853, 1854 : les personnes de l'établissement qui ne recevaient pas de douches payèrent alors presque toutes le tribut à l'épidémie régnante; celles qui suivaient le traitement furent épargnées.

Cette curieuse observation prouve qu'il est fort sage, en temps d'épidémie, de prendre tous les jours une ou deux douches.

L'Hydrothérapie rendrait les plus grands services aux

femmes du monde. Elles ne sauraient croire quel bien leur ferait, le lendemain d'un bal, un bain russe suivi d'une promenade à pied, au lieu des bains ordinaires, qui énervent et rendent frileux. Cette visite à la *fontaine de Jouvence*, aidée d'un peu de mouvement au grand air, dissiperait à merveille la fatigue d'une nuit employée à contre-sens, et rendrait aux femmes, avec bénéfice, la force, la souplesse et la fraicheur perdues : sans parler des transpirations supprimées, auxquelles l'Hydrothérapie remédie si bien (1).

J'ai vu des femmes de 60 à 65 ans *refleurir* après quelques douches. Leur teint, qui était jaunâtre, couperosé et d'un rouge vif aux joues, est devenu égal, frais et vermeil, et leur santé générale a fait un sensible progrès.

Avec la faiblesse de la mère commence celle de l'homme, dit Hahnemam, — et cependant l'éducation physique de la femme est nulle.

« Priessnitz veut que pendant la grossesse les femmes « prennent des douches; que pendant et après l'accou- « chement le ventre soit constamment couvert de com- « presses froides; et il assure qu'on rend ainsi la gros- « sesse heureuse, l'accouchement facile, les affections « puerpérales rares et sans gravité. Des témoins ocu-

(1) Même observation pour les hommes, bien entendu.

« laires, intelligents et dignes de foi, m'ont affirmé que « les avantages attribués par Priessnitz à cette méthode « ne sont nullement exagérés : plusieurs fois déjà j'ai pu « m'en convaincre par moi-même. (*Traité d'Hydrothé-* « *rapie* de M. le docteur Fleury, pages 256, 257.) »

5.

L'introduction dans nos habitudes des bains russes, ou seulement des douches, ou de simples lotions froides générales chez soi, — avec une courte promenade ou un peu d'exercice, au grand air autant que possible, — serait une innovation des plus heureuses. On peut affirmer que ces pratiques vivifiantes, si elles devenaient générales et journalières, transformeraient la société par leur action bienfaisante sur le principe de la vie, principe qu'elles ont la vertu d'élever à toute la puissance dont il est capable. Les causes de faiblesse, de malaise et de maladie qui nous assiégent seraient ainsi neutralisées en grande partie.

Quels avantages les hommes d'étude et tous ceux livrés à des travaux sédentaires ne retireraient-ils pas de ces habitudes bienfaisantes! Cela ferait circuler leur sang, imprimerait une heureuse activité à leurs fonctions vitales engourdies, leur rendrait le travail intellectuel plus facile, et surtout les préserverait de bien des maux, suites inévitables d'une vie renfermée et sans mouvement. — Combien de talents distingués, acquis par tant de travail, et si précieux pour la société, lui ont été enlevés par une mort prématurée, qui auraient pu facilement fournir une longue et belle carrière! Bien des fois il eût suffi pour cela que les hommes qui avaient acquis ces talents à force de veilles eussent connu et observé les pratiques si simples de l'Hydrothérapie hygiénique.

Des hommes de 65 à 72 ans ont pris avec succès une suite de douches générales très-courtes. Ils y ont gagné de la force, de meilleures digestions, plus d'activité dans les fonctions générales et urinaires.

Profitez donc des précieux enseignements de l'Hydrothérapie pour emprunter à cette méthode des habitudes journalières fortifiantes et capables de lutter contre les influences mauvaises. — Au sortir du lit, lavez-vous tout le corps, largement et résolument avec de l'eau froide, en toute saison. Une foule de personnes le font depuis longtemps, et dans des pays bien plus froids que le nôtre; elles s'en trouvent à merveille et ne peuvent plus s'en passer. On s'y habitue très-vite; il faut seulement éviter de souffrir d'un froid prolongé, et faire ensuite un peu d'exercice au grand air comme complément fort utile. C'est là une excellente façon de commencer la journée, et on y gagne immédiatement un grand bien-être.

Il est une manière assez simple et fort bonne, également comme hygiène, de faire de l'Hydrothérapie chez soi : c'est, en se levant, de s'envelopper tout entier, y compris la tête, d'un gros drap mouillé d'eau froide, et de bien s'en frotter jusqu'à échauffement. Alors on s'essuie fortement avec un second drap sec et un peu rude, on s'habille vite, puis l'on fait un peu d'exercice dehors autant que possible.

On peut aussi procéder successivement, c'est-à-dire ne se dépouilller d'abord qu'à moitié, et laisser les membres inférieurs couverts. Puis, après avoir mouillé, essuyé et frotté tout le haut du corps, en commençant par la tête, le couvrir et passer aux membres inférieurs, qu'on peut aussi prendre l'un après l'autre, en laissant même les pieds pour la fin. — On évite ainsi très-bien le refroidissement, ce qui est essentiel. — Un peu d'exercice, dehors surtout, est fort utile ensuite pour entretenir la chaleur acquise. — Quant au matériel nécessaire, il suffit d'un seau à moitié plein d'eau à 10° centigr. au plus, et d'un drap ou d'un bassin plat pour préserver le plancher, avec un tabouret pour s'agenouiller pendant la première partie de l'opération. — On peut se mouiller soit avec une large éponge, soit avec les mains nues ou gantées de petits sacs de toile rude, etc. L'intelligence de l'opérateur complètera ces détails.

Enfin, il existe des appareils portatifs pour prendre des douches faibles chez soi. C'est ce qu'il y a de mieux. Vous recevez ainsi une chute d'eau continue et par conséquent plus froide, qui vous frappe assez largement. Mais ces appareils sont embarrassants et d'un prix élevé.

Ces sortes d'ablutions, qui semblent pénibles et embarrassantes quand on ne les a jamais faites, deviennent un besoin dès qu'on les a essayées avec un peu de résolution et d'intelligence. Alors on n'y manque plus en se levant. Elles sont une source de chaleur et de bien-être indéfinissables, et guérissent ou soulagent beaucoup d'indispositions, notamment les rhumes du nez, de gorge et de poitrine; car *l'Hydrothérapie est excellente pour ces indispositions*, malgré le préjugé contraire, préjugé si puissant chez tant de personnes! — Mais les douches prises dans un établissement ont bien plus de puissance et d'efficacité curative.

Des hydrophiles intrépides ont pris avec succès des bains de rosée, en se roulant le matin dans l'herbe quelques instants. Cela est excellent, dit-on, mais peu praticable, et le froid est difficile à éviter avant et après. — Il est fort bon de marcher un peu dans la rosée quand on a les pieds échauffés et sensibles, et surtout quand on est menacé de la goutte. Bien des goutteux se sont guéris de cette façon. (V. le *Traité d'Hydrothérapie* de M. le docteur Fleury, p. 407.) Ce moyen est fort en usage dans le Midi de la France.

Rien ne délasse des fatigues de la chasse, d'un exercice violent, d'une longue marche, etc., comme *un bain froid très-court, en pleine sueur, même en hiver et dans la campagne.* — Voilà encore de quoi faire bondir de surprise et d'indignation bien des hydrophobes de ma connaissance! — Cependant tout se passe à merveille, à condition d'avoir un temps convenable ou d'être abrité, de se déshabiller et de se rhabiller promptement, de ne rester dans l'eau qu'un instant, de changer de linge et de marcher ensuite un peu. Je connais un médecin distingué qui l'a fait bien des fois, et sans y mettre tant de façons.

Si vous avez la tête chaude et lourde, mouillez-la peu à peu d'eau froide et ne vous essuyez que légèrement, afin d'éviter la réaction qui ramènerait la chaleur. — Rien ne fait tant de bien à la tête que l'eau froide, dit Celse, qui la recommande dans une foule de cas, soit à l'extérieur, soit en boisson. — On dissipe de même la congestion sanguine des yeux et de toute autre partie du corps.

Si vous avez froid aux mains, lavez-les un instant avec de l'eau froide en les frottant l'une contre l'autre, puis essuyez-les fortement avec un linge rude. — Même conseil pour les pieds, et marchez. — C'est ainsi qu'on se réchauffe d'une manière durable et utile. — Vous qui souriez et refusez de croire, essayez au moins une fois, et vous verrez !

La plupart des assertions précédentes sembleront à beaucoup de lecteurs paradoxales et téméraires, pour ne pas dire plus ; cependant rien n'est plus vrai, ni mieux constaté, ni plus rationnel, et ceux qui ont l'habitude des procédés hydrothérapiques savent que toutes ces pratiques sont la chose du monde la plus simple et la plus inoffensive. Un saisissement fugitif est tout le mal qu'elles occasionnent ; on se *retrempe* ainsi en quelque sorte le ressort de la vie, et on y gagne une vigueur, une souplesse, une activité physique et morale qui semblent doubler l'existence.

Un bain de vapeur par semaine, surtout l'hiver et par un temps humide, a l'avantage de purifier le sang, d'entretenir la moiteur de la peau, de favoriser l'importante fonction de la transpiration, et par conséquent de prévenir bien des maux et maladies ; — mais le bain de vapeur doit toujours être suivi d'une douche, ou autre application générale d'eau froide, de frictions et d'exercice, afin de réveiller la vitalité, d'activer et de généraliser la circulation capillaire du sang, de déterminer une réaction chaude à la peau, et de rendre ainsi la force enlevée par le bain de vapeur ; — un bain de vapeur seul est suivi d'une réaction froide qui affaiblit et qui expose aux catarrhes.

Les bains chauds ont fait leur temps, reléguez l'eau tiède loin de vous et ne vous chauffez que par nécessité.

6.

Les douches générales constituent l'application d'eau froide la plus énergique (je pourrais dire la plus *réchauffante*), et c'est à elles qu'il faut recourir quand on a une maladie à laquelle l'Hydrothérapie convient. — Les douches générales sont *toujours* préférables aux douches locales.

Mais les douches n'ont toute leur valeur qu'à la condition d'être larges, fortes et froides, et pour cela il faut une installation spéciale et coûteuse. En allant les prendre à l'établissement d'Hydrothérapie, vous aurez l'avantage :

D'éviter la dépense de cette installation et beaucoup d'embarras; de recevoir les douches de la main du baigneur, et par conséquent bien mieux et plus complètement, en pluie et en jet à la fois;

D'être obligé de marcher au grand air pour aller à l'établissement et en revenir, condition importante du bien-être à gagner;

De vous distraire agréablement, et avec profit pour votre instruction, car vous apprendrez à l'établissement les guérisons qui s'y réalisent et vous en jugerez par vos yeux.

Enfin, si vous avez l'*héroïsme d'affronter ces terribles douches*, au moins quelquefois, étant en bonne santé, vous y gagnerez l'avantage de vous être familiarisé avec *un aussi effrayant fantôme*. — Alors, s'il vous arrive d'avoir sérieusement besoin de l'Hydrothérapie, vous n'hésiterez pas à profiter de son bienfait, et vous ne commettrez pas la faute de vous en priver par appréhension et par ignorance.

12.

RÉSUMÉ,

ET L'HYDROTHÉRAPIE A LA CAMPAGNE.

La bonne Hydrothérapie se fait sans infliger de martyre et sans violenter personne, surtout quand il s'agit de l'Hydrothérapie *directement calmante*. — Quant à l'Hydrothérapie *excitante*, l'application qu'elle fait de l'eau froide est toujours fort courte, et cette application est suivie presqu'aussitôt de la plus agréable sensation de chaleur et de bien-être.

L'Hydrothérapie *excitante*, ou proprement dite, vous habitue peu à peu, s'il le faut, à recevoir l'impression de l'eau froide, et c'est dans un air chaud qu'elle l'applique.

Les premières douches doivent être instantanées ou à peu près, surtout quand on n'en a jamais pris.

Il faut s'y présenter avec confiance, résolument et sans la moindre hésitation, comme à toutes les applications d'eau froide. C'est là surtout que la peur du mal est pire que le mal même. — Il est bon aussi, en recevant une douche, de retenir un peu sa respiration, puis de respirer largement au lieu de le faire à coups précipités.

L'état de bien-être dans lequel on se trouve après les douches, et qui les suit promptement, est dû à la réaction qu'elles déterminent.

Cette réaction, si essentielle à obtenir, consiste dans un afflux de sang à toute la peau, afflux provoqué de l'intérieur du corps à sa surface par une application courte et générale de l'eau froide.

La réaction est le but immédiat de l'Hydrothérapie excitante et son grand moyen de succès. Elle est infaillible, surtout quand l'eau froide a été reçue en douche puissante, que cette douche a été précédée d'une assez forte chaleur et qu'elle a été suivie de frictions dans un air chaud.

Les douches causent très-rarement une congestion à la tête; il y a plusieurs moyens de prévenir cette congestion et d'y remédier.

Les premières douches sont quelquefois suivies d'un certain malaise qui n'a aucun inconvénient et dont il ne faut tenir aucun compte.

L'Hydrothérapie veut de l'assiduité et de la persévérance, surtout pour guérir les maladies anciennes. Voilà pourquoi les malades qui vont s'installer pendant leur traitement dans un établissement hydrothérapique sont ceux qui se guérissent le plus vite et le mieux.

Quand on est guéri, il ne faut pas cesser le traitement tout d'un coup, mais peu à peu.

C'est quelque temps après avoir cessé de prendre des douches qu'on en ressent tout le bienfait, car l'influence du traitement hydrothérapique est loin de finir avec lui : elle se prolonge et se manifeste encore, bien après que ce traitement est terminé.

L'Hydrothérapie réussit d'autant mieux que le malade possède par lui-même plus de vitalité; c'est dans l'âge de la force et au début des maladies qu'on en obtient les guérisons les plus promptes et les plus complètes. Mais l'Hydrothérapie est bonne à tout âge, si on l'emploie à propos et au degré convenable d'énergie.

Il est essentiel de bien remarquer que les applications d'eau froide sont excitantes ou calmantes, suivant la manière de les faire. Cette distinction est extrêmement simple.

Les succès de l'Hydrothérapie pour conserver ou pour rétablir la santé sont dus surtout *à son pouvoir sur la distribution du sang dans le réseau capillaire.* Si le sang fait défaut quelque part, l'Hydrothérapie l'y attire; au contraire, elle le chasse ou le détourne du lieu où il s'est porté avec excès. Elle corrige une circulation irrégulière, soit dans tout le corps à la fois, soit dans une partie seulement.

A la campagne, il est très-facile de faire de l'Hydrothérapie *sans aucune dépense*, grâce aux facilités qu'on y possède. — Une étable est une sorte d'étuve et convient à merveille comme salle hydrothérapique. Un peu de paille sèche y servira de lit pour suer entre des couvertures chauffées préalablement. Quant à la douche, mettez dans l'étable un grand bassin plein d'eau sortant du puits et faites venir deux ou plusieurs personnes munies de pelles pour lancer vivement cette eau sur le malade, partout à la fois, à l'instant où il quittera ses couvertures. Les doucheurs l'essuieront et le frictionneront ensuite aussitôt. Quelques planches convenablement posées serviront, d'un côté du lit de paille, pour se déshabiller et se rhabiller, de l'autre côté, et un peu plus loin, pour recevoir la douche.

Combien d'infirmités, de douleurs et de maladies on guérirait ainsi chez des gens fortifiés par le travail et respirant un air si pur!

Quant à l'Hydrothérapie calmante, c'est encore bien moins embarrassant.

La seule difficulté est de vaincre les préventions, d'introduire de nouvelles idées et de faire estimer une méthode *qui a le tort d'être simple, facile et rationnelle.*

Il faut aussi faire observer que l'Hydrothérapie ne peut être appliquée nulle part avec autant de perfection, de puissance et de succès que dans les établissements spéciaux.

13.

CONCLUSION.

L'Hydrothérapie offre un exemple curieux du despotisme de la peur et des préjugés. — Ni l'évidence palpable, ni les faits multipliés, ni le raisonnement le plus péremptoire, ni l'autorité de l'exemple, n'ont le pouvoir de convaincre ni même d'ébranler un esprit dominé par la peur de l'eau froide!

Et cependant cette peur n'est qu'un enfantillage; cette prévention n'est qu'une erreur profonde. L'Hydrothérapie n'est terrible et redoutable que dans l'imagination de ceux qui, sans la connaître, se plaisent à s'en faire un fantôme. — Tous ceux qui l'ont pratiquée par eux-mêmes, *sérieusement et avec suite*, ou qui l'ont étudiée et vue agir de près, en sont enthousiastes, tandis que ses détracteurs, comme je l'ai toujours observé, n'en ont qu'une notion confuse et fausse, et la jugent avec la plus grande légèreté. — Lesquels doivent avoir raison?

Ce langage m'est permis sans doute, car moi aussi j'ai

été dominé par cette prévention et cette peur ; — mais il a bien fallu me rendre au témoignage de mes yeux et à mes propres sensations ; — et voilà qu'aujourd'hui ces applications d'eau froide, qui me semblaient si dangereuses et si intolérables, sont devenues pour moi, comme pour tant d'autres, une chose agréable et précieuse à la fois, une source de bien-être et de plaisir, enfin une habitude aussi familière que celle de se laver les mains et le visage.

Percy disait que sans eau froide il renoncerait à la chirurgie militaire : je puis dire aussi, avec tous les appréciateurs de l'Hydrothérapie, que je serais très-privé et très-embarrassé s'il me fallait renoncer aux douches et autres applications d'eau froide.

C'est que l'eau froide, appliquée avec intelligence, et secondée à propos, surtout par un peu de mouvement et d'air pur, — *exerce une influence souveraine sur le sang, ce fleuve de la vie. Elle régularise à merveille sa circulation, et le fait pénétrer dans les parties les plus intimes de notre substance, où il porte avec lui la santé.* — Voilà comment l'eau froide nous procure un si délicieux bien-être, soit universel, soit local, et comment elle nous rafraîchit ou nous réchauffe, suivant son emploi et notre situation. — Rien ne semble plus rationnel et plus simple à celui qui prend la peine d'étudier un peu l'Hydrothérapie, et surtout à celui qui la pratique.

On peut affirmer que l'Hydrothérapie est une des plus belles conquêtes modernes et l'une des gloires du 19e siècle. C'est la source par excellence de la régénération et de la santé. Elle a un immense avenir. Le bien qu'elle a fait, et surtout celui qu'elle peut faire, sont incalculables.

L'Hydrothérapie est fondée sur les faits, la science et la raison, — et n'a contre elle que l'ignorance, la pusillanimité, la routine et la mauvaise foi, ces ennemis éternels et aveugles de tout progrès.

TABLE.

Rennes. — Imp. de Ch. Catel.

www.ingramcontent.com/pod-product-compliance
Ingram Content Group UK Ltd.
Pitfield, Milton Keynes, MK11 3LW, UK
UKHW020119200726
13856UKWH00002B/625

9 782013 185905